JN028952

対人支援のダイアローグ

高木俊介

オープンダイアローグ、未来語りのダイアローグ、そして民主主義

Ψ 金剛出版

DIALOGUE

まえがき

この本は、「オープンダイアローグ」と「未来語りのダイアローグ」という、フィンランドで生まれたふたつのダイアローグについて、私がこれまでいろいろなところに書いた文章をまとめたものです。

オープンダイアローグについては、すでに多くの人が読んだり聞いたりしたことがあるでしょう。オープンダイアローグは、フィンランド西ラップランド地方にあるトルニオという小さな町のケロプダス病院という病院で生まれました。それは、精神病を持つ本人とその家族、彼らと社会的なつながりを持っている地域の人たち、そして精神病の治療者が一堂に集まって輪になり、皆が起こった事態に納得し、ふたたび安心して生活ができるようになるまで続ける対話です。その結果、精神病の状態にあった人が、ほとんど薬の助けなしに回復するのです。

このことが、フィンランドの外の国々に知れたとき、多くの精神医療・メンタルヘルス関係者はとてもびっくりしました。そして、ほんとうにそんなことができるのかと疑う人もいれば、実際に自分の目で見て確かめたいとケロプダス病院に出かける人たちもいました。日本では、この国の精神病院、精神医療のあり方に疑問を感じ続けていた少なからぬ人たちが、やむにやまれぬ気持ちでフィンランドまで行き、その地の人たちに教えを乞いました。その人たちの努力によって、今、日本ではオープンダイアローグが多くの精神医療・メンタルヘルス関係者や、関心のある当事者とその家族にまで知られるようになったのです。

もう一方の未来語りのダイアローグには、馴染みのない人がほとんどでしょう。こちらは、対人支援を行う援助者たちの協働作業を円滑に、当事者のニーズに沿ったものにしていこうとする実践から生まれたダイアローグです。フィンランドでも、またこちらの日本でも、現代社会は対人支援もさまざまな専門の領域に細かく分かれていて、その専門家たちは往々にしてうまく協働作業ができないでいるという実態があります。人がたくさんの問題、例えば貧困の中で家族が崩壊して機能していないところに病気が重なるなど複数の問題を抱えていると、そのそれぞれに対して複数の異なる機関から支援者が集まらなくてはなりません。そのために、このような支援の機能不全状態は、多くの対人支援の場面で普遍的に見られる状況なのです。

このような状況を乗り越えようとする実践から、未来語りのダイアローグが生まれました。このダイアローグは、あまり日本では注目されていませんでした。しかし、日本の精神医療にオープンダイアローグを導入するためには、同時に今の日本の対人支援の文化の中にダイアローグ自体が根づくことが必要であると私は考えています。そのために、未来語りのダイアローグの紹介に努めてきました。精神科治療のためのオープンダイアローグと、対人支援組織や当事者 - 支援者関係のための未来語りのダイアローグというふたつのダイアローグは、車の両輪となってはじめて機能するというのが、私の考えです。

そのために翻訳や紹介、そしておぼつかない足取りではありますがダイアローグのための組織づくりや、現場での実践を行ってきました。ところが、まさにその最中に、新型コロナウイルスによるパンデミックが世界を襲いました。それがまだどうなるかわからないのに、世界は新たに大規模な戦争の危機に突入しようとしています。パンデミックがはじまって二年が過ぎましたが、いまだにそれがどのような終わり方をしてどのような変化をこの世界にもたらすのか、はっきりしたことはわかりません。二年という長い間、それまでの当たり前の生活が破壊されてきたことに対する人々の不安と不満が極限に達したその時に、あたかもそれを押し隠すかのように、火だねとしてこれまでくすぶっていたものに突然火がついたような戦争です。

パンデミックも戦争も、専門家と呼ばれる人たちが、それぞれにさまざまな情報を流し意見を述べています。パンデミックでは、専門家とみなされた人たちの意見によって直接に政治が動き、私たちの日常生活が大きく制限されました。そして、ワクチンや薬が出るたびに、専門家の意見にすがるようにして希望を見出すしかない状態に社会全体が陥っています。ウイルスとの「戦争」という言葉が、人々を鼓舞してこの厄災を耐えさせるために、専門家や政治家によって使われました。

そして、奇しくもその「戦争」と地続きに、世界全体を巻き込むことになりかねない規模の戦争が勃発し、またたくまに世界の人々を対立する感情の渦の中に引きずり込みました。私たちは自分たちの住む世界に無知で無関心であったことを思い知らされ、専門家の意見に飛びついて白黒をはっきりさせようと焦り、自らが真理に立つ者であろうとして互いに専門家の意見を自分のもののように振りかざし、ますます専門家の意見に依存していきます。

戦争の世紀であった二〇世紀の反省として、国家や民族、宗教の対立を越えるために対話が必要だと言われ、その努力が始まろうとしていたかにみえた時に、世界はもろくも対話への意志を挫かれてしまったように見えます。人々は、それぞれが自分で考えるよりも国家や社会の動きに従うことでしか自らの安心と安全を守れず、そしてより大きなものに頼ることでしか自らの自尊心を保つことができなくなったようです。その結果、対立は煽られ、あいまいに口ごもりながらであっても自分自身の力で考え判断できるスペースを奪い取られ、人々はみな、大きな力に身を任せながらモノローグの世界で叫び声をあげています。

対話ではなく、分断と対立の世紀。

人々は、それぞれが互いにオオカミであるようなヒツジの群れとなってしまった。

この混沌として切迫した世界の中で、オープンダイアローグも未来語りのダイアローグも、あまりにも無力かもしれません。しかし、本文中でも記したように、このふたつのダイアローグたちは、フィンランドという社会が戦争の傷にうちひしがれ、そこから新しい社会の知恵をつかみとり、ふたたび立ち上がろうとしてきた歴史の中で生まれました。

これから大きく傷ついていくだろう世界の中で、私たちひとりひとりがその傷から回復するために、ふたたび対話を芽吹かせる種子として、本書がほんの少し役だつことができればと祈ります。

高木俊介

二〇二二年五月

目次

第Ⅰ部

オープンダイアローグ、未来語りのダイアローグ、そしてトラウマ

オープンダイアローグは日本の精神医療の扉を開くか

オープンダイアローグ（Open Dialogue : OD）や未来語りのダイアローグ（Anticipation Dialogue : AD）をこの国で実践していくためには、その背景となっている哲学を知ることが、とても大切だ。その哲学をしっかりと自らのものにしておきたい。哲学は自分の行動を振り返るところから生まれる。アゴラで論争し続けたソクラテスの足跡が、哲学になった。だから、本編では僕自身がＯＤにどうかかわってきたかということをまずは語ろう。その自分の軌跡に、ダイアローグの哲学が立ち現れることを期待して。

一　オープンダイアローグとの出会い

ＯＤとの最初の出会いは、薬物療法批判の一冊の本だった(8)。現代の精神科薬物療法が、巨大製薬企業の戦略とそれに共謀する研究者の権威によっていかに歪められているか。それを、多くの原著論文まで徹底的にあたって批判した本だ。ここに、フィンランドの西ラップランドでＯＤという新しい方法が生まれ、急性精神病状態の人たちが薬をほとんど使わずに驚くほどよい経過をとっていることが、世界中の新しい実践のひとつとして紹介されている。ちょうど同じ頃に、英国精神医学会の雑誌でも薬物療法を批判的に総括した特集が組まれた。薬物療法偏重の現代精神医学への批判が盛り上がっている。世界の精神医療全体が、大きく転換しようとしている予感がする。

ところが、この日本の精神医学・精神医療の現実はどうだ。旧態依然な様に暗澹とする。およそ日本人は権威が言うことを盲信して疑わない。医学界でも、世界の潮流の変化を知ることができるはずの人たちが、自分たちの専門に対して批判的なものは読まない。医学界には、英語力と批判能力が反比例するという法則がありそうだ。

だから、自力でＯＤのことを知りたい。ネットで調べるとＤＶＤがあった。幸い日本語字幕つきだという。さっそく注文した。ところが、これがよくわからない。ＯＤそのものの現場がぜんぜん出てこない。スタッフたちへの短いインタビューと、ODがいかに素晴らしい成果を挙げているかという解説。ちょっとカルトの勧誘っぽい。だが、登場するスタッフたちの表情がいかにもよい。不思議な自信と落ち着きに満ちているのだ。惹かれてしまう。もっと知りたい。

さっそく原著[4]まで購入した。だが、これがまた冴えない。表紙のセンスがよくない。フィンランドの聞き慣れない人名までがうさんくさく思えてくる。そもそもタイトルのどこにもODって、ない。気を取り直して読み始めた。この本はODと"Anticipation Dialogue"（AD――後に悩んだ挙げ句「未来語りのダイアローグ」と訳した）というふたつの素晴らしいセラピーについての本だという。そしてODは、包括的で継続的な治療ミーティングを用いて精神病患者の初発エピソードに抗精神病薬をほとんど使わずに介入する治療手段であり、ADは「型にはまった公的援助機関では混乱が避けられないような事態に対処するために編み出された」とある。これに、やられた、一転、引き込まれてしまったのだ。これは僕が今、日々の実践で一番悩んでいることどもではないか。

さらに、ソーシャルネットワーク（SN）こそが出会いの場であり、回復の場であると書かれている。書き出しからして「人は社会的関係の中で生きている」とくるのだ。私たちの生きる現代の世界でもっとも深刻なことは、SNが崩壊してしまったことだという。個々の疾患、悩み、問題から説きはじめる精神医学や心理学の本は山ほどあるが、社会の問題からはじめた精神科の本ははじめてだ。しかも個人の「問題」はなかなか出てこない。いや、ついに最後まで出なかった。つまり、ヤーコ・セイックラ（Yaakko Seikkula）とトム・アーンキル（Tom Erik Arnkil）という二人の著者は、問題を個人化することなく、治療について一冊の本を書いてしまったのだ。これは、もしかしてすごいことではないか？

読み進めると次のように問いかけられる。あなたはこんな専門家ミーティングに参加したことはありませんか？　クライエントのためと言いながら、自分こそ彼をわかっているのだと競っているだけのミーティング、自分の本音が言えない話し合い、一緒にと言いながら自分は身を隠している集まり、ｅｔｃ……あ、はい、そんなミーティングばかりやってます、僕ら。ため息。だから、この本は僕のために書かれている。この貧しい現実から出発するための手引きとなるかもしれない。

当時、僕は行き詰まっていた。ＡＣＴ（Assertive Community Treatment：包括型地域生活支援）という活動を始めて、試行錯誤を繰り返しながら一〇年近くになろうとしていた。この人は病院に入院しているしかないなと誰しも思う重症の精神障害者を、地域の多職種訪問チームで支えた実績はつくってきた。しかし、そこから先が見えない。これを将来にわたって続けるためには、ハウジングをはじめさまざまな活動の拡大が必要である。しかし、京都の都市部での展開は容易ではない。地域機関との連携もなかなかうまくいかない。ＡＣＴは次第に地域で孤立していった。そうこうするうちに、スタッフ同士のコミュニケーションにも、ＡＣＴの組織自体にもあれこれと問題が起こる。

そんな時に、ダイアローグに出会ったのだ。ＯＤについてはじめて書かれた本、だが、その書名にはＯＤの名前はなく、"Dialogical Meetings in Social Networks"である。そう、すべてが対話的に（dialogical）出会われる（meet）のだ。なんという啓示的なタイトル。翻訳すると決めた。「ダイアローグの思想」を自分たちの活動に取り入れることで、最初にＡＣＴを始めた時のあの熱量を取り戻したい。

僕が京都の片隅でそうこうしているうちに、ＯＤは日本中で注目されるようになった。斎藤環の『オープンダイアローグとは何か』[2]という紹介が出て、ＯＤへの期待はいやがおうにも高まった。ＯＤについて知りたいという声が全国各地の精神医療関係者を中心にわきあがり、現在では僕自身も参加している「オープンダイアローグ全国ネットワーク（ＯＤＮＪＰ）」という組織が立ち上がる。そして、二〇一六年五月には、本の著者ヤーコとトムの来日がＯＤＮＪＰの招きで実現する。ここまでが僕とＯＤの、そしてこの国の精神医療とＯＤの出会い前史だ。

二　日本の精神科医療の行き詰まり

僕は今、ＡＣＴという仕組みを使った仕事をしている。ＡＣＴは、アメリカで脱施設化を推進するために行われる地域精神医療のひとつだ。名前のとおり、医療と福祉をあわせた包括的支援を提供する。そのために、二四時間の危機介入を多職種チームで利用者の住居地への訪問によって行う。

精神病院を大幅に縮小するために、病院がもつ機能のすべてと精神障害者が地域で生活するための支援を地域丸ごとに広げようという試みである。

日本では今世紀の初頭から話題になりはじめた。背景には、日本の精神医療の世界的な立ち後れがある。世界的には障害者に対する人権意識の高まりと、収容施設がもつ反治療性への反省から、二〇世紀後半のうちに精神障害者の脱施設化はほとんどの先進諸国で達成されてきた。それとはまったく逆に、日本では大型の精神病院を中心とした収容型の精神医療が支配的となっていった。ひたすら精神障害者を社会から排除してきたのだ。結果として、日本は現在でも世界に類をみない三三万床という精神病院ベッドの数を誇る精神病院大国である（全ベッド数の五分の一、収容所列島日本！）。

精神病院への収容は、患者から生活の根を奪う。精神障害者は常に差別のまなざしを受けて生活している。そのような生活の場で〝問題〟が起これば、それはすべて精神病院への入院によって解決される。目の前から〝問題〟が消え、そのような現れをせざるを得なかったほんとうの問題＝課題が隠される。この国の人々の暮らしの中に精神障害者が居る場所はない。

二〇〇四年、僕はＡＣＴ－Ｋ（ＡＣＴ京都）をはじめた。国の施策に左右されない民間の組織として、現場に密着したものをつくるのだ[5]。それから一八年になる。幾ばくかの成果は挙げてきた。これまで退院が不可能と思われているような重度の精神障害者の地域生活を支えることもできた。

これまではたびたびの入院が必要だった人の急性期も地域で支える経験をした。支援を拒否し、地域から排除されている人とのかかわりを根気よくつづけることで、相手の信頼を得て生活を支え続けることもできた。

もちろん、あらゆる実践は、それまでの現実にあった歪みを含まざるをえない。間違いも不足もない実践というのはありえない。僕たちの力量では支えきれず、入院を必要とすることは多い。うまくいったと思えた支援も、次の目標が見えにくくなり停滞し迷走する。外部の組織と連携をはじめるなかで、さまざまな食い違いが生じてくる。生活の場に赴いて直接支援するというＡＣＴのやり方は、利用者を孤立したままにしてしまうことがある。その打開策がわからない。

また、ひとつの組織が一〇年以上続くと、さまざまな澱（おり）が溜まる。人間関係は変化し、人の思いも移り変わる。僕は年老い、メンバーの生活は変わる。当初の理念だけでは乗り越えられない現実にぶつかってきて、新しく入ってくるメンバーとその当初の思いを共有することはできない。さまざまな人の集まりである組織が、最初の炎を保つことは難しい。

つまりこういうことだ。ＡＣＴという実践を続けて、今の体制の中でやれることの幾ばくかを達成した。だが、やるべきことはまだ多く、しかしそこに向けた自分たちの姿勢を立て直せないでいる。

三　オープンダイアローグのシステムと思想

ＯＤとＡＤについて読み進み、その背後にある「ダイアローグの思想」を知るうちに、これは今の僕たちが求めているものだと確信した。単なる精神療法の技術やコミュニケーション論ではない。土台に、現代社会に失われた共同性の再生という思想があるからだ。同時に、それはこの国の精神医療を変えていく指針となるものだ。精神病院という収容のための体制と、そこから生まれた管理的思想は容易には変わらない。地域精神医療や多機関・職種の連携、チームワークが言われても、それぞれの機関がその役割を果たせばそれでよいとされる。個々人の実践にある熱意や良心、対人支援者としての思いは、その中で蒸発させられてしまうのだ。

ＯＤとその思想は、このような精神病院中心体制を裸にし、そこからやり直していく道を示してくれる。

ＯＤにはそれを支えるしっかりしたシステムがある。治療者は二人以上でチームを組んでいる。そのチームが、支援の要請があれば二四時間以内に現場に駆けつける（当事者の自宅であることが多い）。その際に、当事者のもつＳＮが参加できるようにコーディネートが行われる。ＳＮは、当事者の家族や親族のみならず、地域でつながりの深い人、職場の上司、同僚や学校の教師など、現在の状況にかかわりのある人がすべて含まれる。こうして問題に即応して治療ミーティングが開かれる。そのミーティングは問題が解決するまで毎日でも続けられる。

これを今の日本でどうする？　無理、だ。まず日本の体制に二四時間の支援要請のための窓口などない。窓口を探しているだけで何日も何週間もかかる。そのあいだに問題はますます深まり、病状はますます重くとりかえしがつかなくなるのが現状だ。運良く窓口に当たっても、そこからの応対にまた時間がかかる。たいていは他の機関にまわされて、そこで一からやり直し。強制入院の窓口にすぎないような精神科救急システムでようやく医療のかかわりがはじまることが少なくない。二四時間以内にチームでアウトリーチによって対応することも不可能だ。

これではいきなり挫折するしかない。だが、ＯＤにはもうひとつの側面がある。上記を「ＯＤのシステム」とすれば、それは「ＯＤの詩学」と表現される精神療法的な面だ。技法的側面と言ってもよいが、技法というとＯＤのもつ全人的な面が抜け落ちてしまう。ＯＤでは治療者に高度な精神療法的修練が求められる。これは、今のブーム的なＯＤへの期待のなかで忘れられやすいところだ。ＯＤは対話すればよいので専門的な技術は必要ないと思われていたりする。フィンランドでは、ＯＤの治療者は長期にわたる専門的な家族療法の訓練を受けている。その中で、自分自身の家族歴や葛藤に直面して専門家として自覚的であること、揺るがないことが求められる。精神病的状態にかかわることがもたらす自他の感情の嵐を持ちこたえるためだ。そのためには、流派にかかわらず良質で経験豊富な精神療法家でなくてはならない[7]。

だが、ここでもシステムと詩学は切り離せるものではありえない。なぜなら、ODの目指すところは、疾患の治癒というレベルではなく、共同体の再生だからである。このことをオルソンとヤーコらはODの治癒機制としての「愛」という言葉で語っている[3]。愛、である。聞いただけで怒ってしまう専門家がいるかもしれない。だが、ODでいう「愛」は、単なる愛情、慈悲や憐れみのことではない。ましてや恋愛感情などであるわけがない。それは、ミーティングで話される深刻で感情が揺さぶられる当事者の体験を、参加者たちがからだ全体で共有することで生まれる感情である。それを共有することで「ネットワークメンバーが一体感を感じるようになるとき、いまだ語られざるものにも〈声〉が与えられる」。つまり、それまで当事者の苦悩を疎外してバラバラになっていたネットワークが、共同体として再生する。「共同体」という古い言葉は、人の自由を束縛する社会の意味も持っている。しかし、ここでいう共同体は、新しい意味だ。人が人同士の絆に守られて、安全を保証され安心しておれる人のつながりの場である。その場の中核となる感情を「愛」と呼ぶのである。近代が人を自由にし、その代償に個人が孤独へと疎外されている今という時代に、自覚的に選択され作りあげられる共同体。

ODの治療実践として求められているものは、自分たちの体験に対する「新しい言葉」であり、その言葉を全身で共有した「愛」の感情共同体である。しかし、そのことはとりもなおさず、共同体を個人へと解体し、個別の体験を語る言葉を共通の規範から排除しようとするこの社会との闘いである。ODを日本で行うということは、それほど大変なことなのだと、僕は思っている。

僕たちは共同体という外皮をはがされ、裸のまま、孤独な個人として社会に直接向き合わされている。その場所に新しい共同体を創出しようとしているODの治療実践は、それを支えるシステムなしにはありえない。システムが支えてくれない状況では、僕たちはこの作業に耐えられないだろう。耐えられなければ、目の前の頑強な旧体制に頼ってしまう。ミーティングの場を離れたとたんに、そこでできたはずの当事者たちが安心感をもてる人間関係は再び消え去ってしまう。社会から切り離された精神医療や障害者支援の場ではどんな優れた実践も行き詰まるというこれまでの経験から、このことは明らかだ。僕らがつくり、そして今壁にぶつかっているACT－Kの経験もそのひとつだ。

ODもまた、その轍(てつ)を踏まないとは言えない。どうしたらよいのか。有効な戦略はあるだろうか。

四　ポリフォニーへの道は遠く

僕らがやってきたACTの活動は、ODを日本に導入するシステム的基盤として期待できると少なからぬ人に思われている。だが、そうするにもさまざまな困難があることは、ACTを実践している立場から指摘した。[6] それでもアウトリーチと多職種連携を実現しているACTのシステムが、ODのシステムにもっとも近く、日本での足がかりになるかもしれない。僕自身が、もともとACTの活動にODを取り入れられないかと思ってODにかかわったのだ。だが、ACTというシステムが機能することすら、今の日本では容易ではない。ODのように精神障害の急性期にチームによる毎日の治療ミーティングを行うことは、経済的にも組織的にも限界がある。

ACTよりも小さいチームで、メンバーが機動性を確保して動ける多機関合同チームを小さなエリアを対象としてつくることなら可能だろうか。ODを日本に取り入れ広めていくには、その実践のモデルとなるスタンダードな実践チーム（準拠実践）をつくっておきたい。どこかに、見えて習えるところがないと、ものごとは広まらない。

このようなチームは、現在支配的な日本の精神病院体制から独立している必要がある。良心的で目的をもった精神病院での学びや実践を、頭から否定するわけではない。しかし、精神病院体制の中で培ってきた自分たちの感性を変革するのは容易ではない。病院という場所では（もちろん地域であっても）、専門家は知らず知らずのうちに強制力を使っている。しかも治療というよいことをしているという意識があるために、自分が相手に振るっている権力に気づかない。治療者がODの精神を身につけるには、病院に頼らない支援を地域で時間をかけて経験していなくてはならない。病院では、治療関係にもスタッフ間にも権力関係が生まれ、管理がしやすくなり、そのことで治療行為は権威的なものとなる。精神病院の内部にいる人たちは、おそらく、このことに自覚的ではない。病院の性質から、自覚的になりえない。せっかくの準拠実践に精神病院の思想、感性、行動様式がそのまま流れ込めば、ODのほうが変質してしまう危険がある。これもまた、この国の精神医療が海外の先進的な思想や実践を取り入れようとした時に、何度も経験し、失敗してきたことだ。

こんなことを考えながらも、僕はヤーコとトムの著書を翻訳したあと、ひとつの試みをはじめた。ACT-Kという組織の中に、「ダイアローグの思想」を取り入れようと試行錯誤をはじめたのだ。ODというシステムを導入する前段階だ。

まず当時の四人のチームメンバーが、二〇一七年に日本で行われたODの基礎コースを受講した。彼らはODの実践者であるフィンランドの講師を通して対話的精神に触れた。それは、これまでの専門家としての訓練とはまったく違う衝撃をもたらした。それは、個人的な人生観や、日々の仕事におけるコミュニケーションに影響した。受講したメンバーはチーム全体にその成果の共有を図り、さらに地域の人々ともその成果を分かち合おうとしている。彼らの言動はじわじわと、他のチームメンバーにも、そして支援関係の中にも〝感染〟している。

もちろん、ダイアローグがいきなりうまくいくわけはない。目の前の問題にとらわれてしまうと、その解決策を探すための議論が先行してしまう。逆に、今、決定しなければならないことがあるのに、そこから目をそらすために形ばかりのダイアローグが行われたりすることもある。僕らの仕事も含めた日常の思考は、あれかこれかの二分法に支配されている。皆の声が響きあうポリフォニーとは、ほど遠い。そのことに気づかされているばかりの毎日だ。対話的であるためには、多くの経験と修練、感情的エネルギーと思索、そしてなによりも対話的であろうとする意志の持続がいる。それに気づくこと、そして立ち止まることがダイアローグを生む最初の一歩だ。

ＯＤを学ぶと同時に、二〇一七年の春にフィンランドからトム・アーンキルとその実兄で「未来語りのダイアローグ（ＡＤ）」の実践者であるロバート・アーンキル（Robert Arnkil）を京都に招聘し、一カ月の集中研修を行った。ＡＤはＯＤとともに対話を基礎にした対人援助の方法である。ＯＤが急性の精神病性クライシスを扱うのに対して、ＡＤは精神科領域に限らず（もともと精神科領域の方法ではなく）広く対人援助の仕事で使えるダイアローグのひとつである。この方法によって、当事者と支援者の対話のみならず、支援者同士の対話が促される。当事者を中心とした支援チームのコミュニケーションを促し、協働作業をつくっていくことができる。（ＡＤについての詳細は本書所収の「多職種が連携するためにはダイアローグが必要」および「ネットワークの生成と対話ミーティング」を参照）

今の日本では、多くの対人支援が当事者中心ではなく援助者の都合に左右され、援助者同士の連携がスムーズにいかず、当事者が置き去りにされている。このような状況に対して、ＡＤは非常に効果的である。そしてなによりも、現在の制度による制約にかかわらず、その気さえあれば実践することができる。このことは、早期ダイアローグという「支援者が自分の心配事をわかちあうやり方」ではさらに明らかだ[1]。その早期ダイアローグやADを学び実践することで、ACTの実践の中で、支援者と当事者の対話、チームの支援者同士の対話、チームと連携する支援機関や地域の人々との間の対話が生まれる。今僕らがつくっている地域支援の中に、ダイアローグを生かす。

全国にはすでにODをさまざまな形で実践しようとしているところが生まれている。僕らのやり方はまだるっこしいかもしれない。しかし、これが僕らの現実である。それでも将来、今のやり方がACTとODをつなぐ実践への橋渡しとなるはずだと思っている。

おわりに

このようにして、ダイアローグがもつ思想や哲学そのものを社会の全体に広げていきたい。移植しようとしているものが、日本社会という土壌で根腐れしてしまわないように。ODの実践が、いつのまにかこの国の因習的な精神医療に取り込まれて矮小化してしまわないように。

ダイアローグという思想と実践を、辛抱強く、しっかりと植え付けていく。それは、精神病院を中心とした現在の精神医療体制への挑戦であり、闘争だ。そしてそれはとりもなおさず、この国の社会、文化、政治への挑戦でもある。

　そんな夢を、僕は見ている。もちろん、僕たちだけでなく、日本全国には多くのダイアローグに向けた試みが立ち上がっている。ＯＤやＡＤへの関心は、今も熱く広がり続けている。民主主義も正義も根付きそうにない泥沼のようなこの国で、ようやく人々は目覚めつつあるのかもしれない。

文献

（1）Arnkil TE, Eriksson E : Taking up One's Worries. A Handbook on Early Dialogue. The National Institute for Health and Welfare, Finish, 2005.（高橋睦子訳『あなたの心配ごとを話しましょう―響き合う対話の世界へ』日本評論社、二〇一八）

（2）斎藤環『オープンダイアローグとは何か』医学書院、二〇一五

（3）Seikkula J, Trimble D : Healing elements of therapeutic conversation: dialogue as an embodiment of love. Family Process, 44（4）, 2005.

（4）Seikkula J, Arnkil TE : Dialogical Meetings in Social Networks. Karmac Books Ltd., London, 2006.（高木俊介・岡田愛訳『オープンダイアローグ』日本評論社、二〇一六）

（5）高木俊介『ACT-K の挑戦―ACT がひらく精神医療・福祉の未来』批評社、二〇〇八

（6）高木俊介「オープンダイアローグを ACT に取り入れる」ナラティブとケア, 8 2017.（本書所収）

（7）高木俊介「神田橋條治『精神療法面接のコツ』を再読する―オープンダイアローグへの道」原田誠一編『精神療法の技と工夫』pp.193-196, 中山書店、二〇一七（本書所収）

（8）Whitaker R. : Anatomy of an Epidemic. Crown Publishers Group. New York. 2010.（小野善郎監訳『心の病の「流

行」と精神科治療薬の真実』福村出版、二〇一二）

「奇跡の果実」は実るのか
――日本にオープンダイアローグを取り入れるために――

はじめに

精神医療や福祉の世界での対人支援というのは、そもそもどのくらいうまくいっているのだろう。私の実感や見聞きすることでざっと考えてみると、よく見積もって三割というところではなかろうか。そのために、私たちは奇跡的にすべてがうまく行くやり方を求めてしまいがちだ。

薬物療法が登場したときがそうであり、その後遺症は今もまだ続いており、この国の精神医療は薬物療法一辺倒である。確かに薬物療法は、精神障害者とのコミュニケーションをしやすくし幻覚や妄想の苦しみを和らげた。だが人生の長い経過の中でみると、それは三割の改善を三割五分程度にしたにすぎない。他のさまざまなアプローチ、例えば私のかかわるＡＣＴ（包括型地域生活支援）も、それまで支援の手が届かなかった精神障害者にアウトリーチを取り入れることで三割五分の成果を三割六分に引き上げたかもしれない。私たちは、ほんの一分でもよりよい治療・支援を行おうと、地道な実践を日々重ねているのだ。

今、フィンランド西ラップランドという周辺の地に生まれたオープンダイアローグ（ＯＤ）が、私たちを魅了している。フィンランドでの実践報告や研究結果をみると、少なくともかの地での急性精神病状態への支援に確実な成果を挙げているのだ。私たちが夢見てやまぬ奇跡は、ここにあるのではないか？

その期待が私たちをＯＤにむかわせて、数年がたった。その間に見えてきたことは、やはりそれは学び取り入れ行うに価するものだということだ。同時に、それは学ぶという第一歩にすら、かなりの準備と時間が必要だということだった。ましてやＯＤというやり方を取り入れ実践するには、相当の困難を乗り越えなくてはならない。その過程には、どのような奇跡もない。

二　ＯＤとは何か

さて、西ラップランドの一精神病院における治療から患者・家族を囲む地域ネットワーク全体で彼らを支援するシステムへと発展したODは次のようなものである。精神病的危機が生じた時に二四時間以内に専門スタッフからなるチームが編成され，患者・家族とのミーティングが招集される。このミーティングには，地域のソーシャルワーカーやその危機に関連した重要人物（例えば職場の上司，学校の先生など）からなる患者・家族自身のもつソーシャルネットワークが集められる。治療チームは，その危機が解消されるまで同一チームで責任をもって，必要ならば毎日でもミーティングを行う。

このようなシステムは，「七つの主要原則」としてまとめられている。それは，①即時に応じること，②ソーシャルネットワークを引き入れること，③個別で具体的かつさまざまなニーズに柔軟に対応すること，④責任をもって対応すること，⑤心理的な連続性を保証すること，⑥不確かさに耐えること，⑦「対話（ポリフォニー）」が行われていることの七項目である。

ODは，このようにコミュニティベースの治療システムであるということが重要である。同時に，そのシステム内，とりわけ治療ミーティングのなかで生じる対話実践，つまり精神療法としての側面がある（「ODの詩学」と呼ばれる）。その側面からみるODは，精神療法の基本中の基本と考えられているものをナラティブセラピーや家族療法の言葉を取り入れて表現したものである。

さらに，その根底にはソ連の思想家・言語学者であるミハイル・バフチンの「ダイアローグの思想」が大きく影響している。その思想の中心である「ポリフォニー」は，眼前の現実を構成しているさまざまな観点（パースペクティブ）が、どれかひとつ、あるいは優位に立っている観点に収斂させられることなく、その多様性を保ったままで共有されることである。

三　「ODの詩学」を日本で学ぶ、実践する

このようなODを、そのままの形で現在の日本で取り入れることは到底無理であるように思える。二四時間以内の即時対応といい、患者の家にチームで出向くことといい、システムのもっとも基本的な部分を行うことすら、今の日本の医療・福祉のシステムの中では困難である。ソーシャルネットワークを引き入れるということに至っては、今の日本の精神医療は入院医療が中心であり、それは逆に治療のためにソーシャルネットワークから隔離することを意味している。

その困難に挫けずに、私たちがODという「奇跡の果実」を手に入れるためには、手の届くところにある要素のひとつひとつを丁寧になぞっていくしかない。そのような場所にある果実のひとつは、「ODの詩学」と呼ばれているもの、ODに技法のようにして組み込まれた精神療法の数々である。幸い、私たちには先人たちが研鑽を重ねてきた、非常に丁寧できめ細やかで、かつ私たちの文化によくフィットするように彫琢された個人精神療法の技法がある。家族療法やナラティブセラピーがODの基礎になっていることはよく知られている。本稿では、筆者が傾倒してきた神田

橋條治の対話精神療法からODをみてみよう。神田橋が精神療法的対話についてもっとも重視するのは、「雰囲気」と「流れ」である。このような精神療法が全うされるためには、患者─治療者が面する診察室の場だけではなく、それを囲むより大きな環境が意識されないといけない。このように、支援する者とされる者を中心として、ソーシャルネットワークが広がり、さらにその外の世界を常に意識するという構図は、ODが複数の治療者を要してソーシャルネットワークをそこに招き入れ、その間に社会的な包摂関係の構築をめざすというODの構造そのものだといってよい。

ODもまた、場に生み出される「雰囲気」や「流れ」を重視する。例えば、患者が激しい感情に揺らされ自信を失っている状況で「多くのネットワークミーティングで危機的な状況をくぐり抜けてきた私たちの経験は、ミーティングの場に居合わせるだけでそこに滲み出してくる。チームはそこにいるということで、自信と共感の雰囲気を醸し出す」のである。治療者がいかにその場で交わされている対話の自然のリズムに自分たちの発話と応答をあわせていくのかに細心の注意を向けるODミーティングも、「流れ」の重視に他ならない。

ODのもうひとつの、従来の精神医学からみると驚くべき斬新さは、対話にいどむにあたって事前の打ち合わせをして方針を立てることをしない、さらには患者のいないところでその患者についての話をしないということである。この徹底した透明性は、多くの従来の医療に馴染んできた治療者を戸惑わせる。だが、これに対しても神田橋は「正直正太郎療法」などと呼んで、「治療者の思考過程を可能な限りガラス張りにする」ことが非常に大切であり、このことが「抱え環境の強化のコツ」であると言う。私たちは、このような先人の大切にしてきた精神療法の要諦を意識することで、ODの基礎にある「ダイアローグの思想」が具現化され、ミーティングをポリフォニックな場に導くことが案外すんなり可能となるかもしれない。

ここで注意しなければならないのは、このような個人精神療法と違って、ODは複数の治療者がかかわるということである。この場合、特に私たちの日常の仕事の場では、医者を頂点としたヒエラルキー構造が根強くある。このヒエラルキーをODの場に無自覚に持ち込んでしまうと、参加者全体がそれに連れられてヒエラルキー化していき、平等でポリフォニックな対話が妨げられる。

それにしても、私たちが日頃実践を心がけてきた自身の文化に馴染んだ形の精神療法が、ODのめざす対話実践に通じるということは喜ばしいことだ。

四　ODのシステムを日本に取り入れる、実践する

「即時の対応」「アウトリーチ」「複数の治療者」「連続性の保証」などのシステム的、物理的側面を私たちが導入するのは、ODの詩学を学び取り入れるのに比べて格段と困難なことかもしれない。だが、ここでも幸いなことに、私たちはこの一〇年以上の間、ACT（包括型地域生活支援）

という訪問支援を、現在の医療制度の中でさまざまな制約を乗り越える工夫をしながら試みてきた経験がある。ACTもODもその実践の場は、利用者（当事者、家族）が普段の暮らしを営む場である。そして、どちらも例えば職場で問題があれば職場に赴くなどの機動性をもっている。ACTというやり方を使って、ODをもっとも原型に近い形で取り入れることができるのではないか。

その際、次の点をよく考慮し、工夫していく必要がある。一点目に、対象者の差異。ACTの対象者は、従来の精神医療システムの中では頻回に入院を繰り返す、すぐに治療中断に至るような重度の精神障害者である。それに対して、ODの対象者は、現在はさまざまにその対象を拡張しているとはいえ、基本的には急性の精神病的危機にある患者とその家族である。現在日本で行われているACTには、ODのような急性精神病状態における危機対応を機動的に行うための人的・経済的基盤はない。

第二に支援目標の差異である。ACTの支援目標は、重度精神障害者が地域で暮らしていくための生活全般にわたる支援である。逆にODで行われることは対話実践であり、当事者・家族の問題を治療者が共有する心理的な支援が中心にある。日常的な生活支援を継続的に行うACTのスタッフが、ODという心理的支援に特化したものにかかわることによって、人間関係の混乱が生じることも危惧されよう。このような違いを検討せずにACTとODを接合しようとすると、ACTチームにもODの治療チームにも混乱をもたらすかもしれない。

しかし、これらの違いが筆者の杞憂である可能性も高い。ＡＣＴもＯＤも、どちらも精神障害者に対して安心できる人間的環境（物的・心理的・人間関係的環境）を差し出すことを基本にしている。それは現在の日本の精神医療・福祉の中で決定的といってよいほどに欠けているものである。両者の違いを少しずつ確かめながら、とにかく実践をしていかねばならないのであろう。

五　ＯＤ実践を日本に根付かせるために

ＯＤには、あらゆる支援にとって重要と言ってよい対話実践という側面がある。日本の現状を考えると、まずはこの対話の精神と実践が広く取り入れられていかねばならない。もちろん、それを支える制度やシステムがなければ、その精神もいつのまにか従来の制度の中に飲み込まれて変質していくことを免れ得ないのであり、制度やシステムを構築する努力を欠かすことはできない。

前者の対話実践は、すでに多くの場所、人材によって取り組まれており、全国で開かれている（「未来語りのダイアローグ」も含めた）対話実践の研修会で学ぶことができる。それらを促進するための全国組織として、オープンダイアローグ・ネットワーク・ジャパン（ＯＤＮＪＰ）やダイアローグ実践研究所（ＤＰＩ）があり、ネットで検索すれば容易にアクセスできる。先駆者らによる対話実践の研究報告もあり、そこでは現在の日常実践を発展させる形でＯＤを取り入れ、その効果を確かめている（斎藤・森川・西村「オープンダイアローグ（開かれた対話）による統合失調症への治療的アプローチ」精神科治療学 二〇一七）。

筆者が京都でＡＣＴを実践する組織であるＡＣＴ－Ｋでは、ＡＣＴ実践の中にダイアローグを取り入れるための試行錯誤を行っている。まず最初に四人のチームメンバーが、二〇一七年に日本で行われたＯＤの基礎コースを受講した。受講したメンバーがチーム全体にその成果の共有を図り、チームの運営や利用者への対応に対話の精神を生かすことを心がけている。ＯＤの基礎コースを受けたメンバーにとって、ＯＤの実践者であるフィンランドの講師を通して得た対話的精神は、これまでの専門家としての訓練とはまったく違う衝撃をもたらしたようである。それは個人的な人生観や、日々の仕事におけるコミュニケーションに影響し、彼らの言動はじわじわと他のメンバーへと〝感染〟している。

同時に、ＯＤとともにフィンランドで広く普及している対話の方法である「未来語りのダイアローグ（ＡＤ）」について、二〇一七年の春にフィンランドから創始者であるトム・アーンキル（Tom Arnkil）氏と共同実践者のロバート・アーンキル（Robert Arnkil）氏を招聘して一カ月の集中研修を行った。ＡＤはＯＤとともに対話を基礎にした対人援助の方法であり、後者が急性の精神病性クライシスを扱うのに対して、ＡＤは精神科領域に限らず（もともと精神科領域の方法ではなく）広く対人援助の仕事において、当事者と支援者の対話のみならず、支援者同士の対話を促し、当事者を中心とした支援チームのコミュニケーションを促し、協働作業にむかわせる手法である。

ＡＤはわが国においても、多くの対人支援が当事者中心ではなく援助者の都合に左右され、援助者同士の連携がスムーズにいかず、当事者が置き去りにされるような状況に対して、非常に効果的である。そしてなによりも、現在の制度にかかわらずその気があれば実践することができるものである。ＡＤを学び実践することで、ＡＣＴの実践の中で、支援者と当事者の対話、チームの支援者同士の対話、チームと連携する支援機関や地域の人々との間の対話が生まれ、支援実践の中に対話の精神を生かすことができるようになった。

おわりに

西ラップランドにおいてＯＤが生まれその実践が継続されていくためには、フィンランドの風土や社会のあり方、従来の治療方法への批判的検討と精神病院の縮小という時代背景、近代からポストモダンに移行する際の思想的変化など大きな背景、そしてＯＤやダイアローグの思想を深めていった開発者たちと、その周囲に集まった熱意のあるスタッフなど、いくつもの〝奇跡的な偶然〟の重なりがあった。

これらＯＤを奇跡のように成立させているひとつひとつのことがらを丁寧に見分けながら手元に

集めていくことで、ＯＤを私たちが実践できるようになることは、おそらく可能だ。そのひとつひとつは、おそらく私たちの手の届くところにあるのだから。それらを集め自分たちの実践に溶かし込み養分とすることができたとき、「奇跡の果実」は実るだろう。

今、ダイアローグを学ぶ意味
――「ダイアローグの思想」と「新しい共同体」――

一　「ダイアローグ」の流行とオープンダイアローグ

「ダイアローグ」という言葉は、現代社会ではほとんど流行語となっていると言ってよい状況にある。書店のビジネス書の棚に行けば、「ダイアローグ」「対話」を書名に冠した本が山ほどある。国際関係のニュースをみれば、異なった宗教同士の「対話」、利害の対立する国同士の「対話」が大切だという論調に満ちている。実際に、それまでのトップダウンの命令や勝ち負けを争う議論よりも、対話的な方法によって新しい時代に活路を拓いた事例にも事欠かない。

このようなダイアローグ論のもっとも基本的文献であり理論物理学者であるデヴィッド・ボーム

の『ダイアローグ』（英治出版、二〇〇七）では、対話は分析し議論するのではなく、自分たちが自分の意見としてあらかじめ持っている「想定」を問題にして行う会話であり、それによって「グループ全体に一種の意味の流れが生じ、そこから新たな理解が現れてくる可能性を伝えている。この新たな理解は、そもそも出発点には存在しなかったものかもしれない。それは創造的なものである。このように何かの意味を共有することは、〈接着剤〉〈セメント〉のように、人びとや社会を互いにくっつける役目を果たしている」という。その具体的方法としても、人びとが車座になって座ること、リーダーを置かず自由に発言するが、自由にするという不安に耐えることが必要であると、ほとんどオープンダイアローグ（Open Dialogue：以下ＯＤ）に近いことを述べている。

しかし、これらの巷に溢れるダイアローグ論は、結局個人の生き方よりも組織をまとめ動かすために用いられることになる。このようなダイアローグ論と同じ地平でＯＤを理解して、既存の組織の中での患者－治療者関係という個別的関係の改善のためにのみダイアローグを取り入れようとするならば、そのような微温的な改革が結局は施設・精神病院体制の中に取り込まれてしまうだろう。それはいかにも、これまでの輸入思想や技術が辿ってきた道をまたくり返すことなのだ。

このような状況の中で、フィンランドではＯＤというやり方が精神病の治療に成功をおさめているという話が聞こえてきた。どのような思いから、私がこれに興味をもちかかわっていったかという経緯は以前の章に書きとめた（「オープンダイアローグは日本の精神医療の扉を開くか」）。そこに書いたように、ＯＤの創始者たちが出版した、当時では唯一ＯＤについてのまとまった紹介をしていた書籍を翻訳した。この書籍、『オープンダイアローグ』（日本評論社、二〇一六）を翻訳しつつ読みながら、ＯＤと「未来語りのダイアローグ（Anticipation Dialogue：ＡＤ）」を生んだ思想的背景とフィンランドの歴史・社会的背景を知っておきたいと思うようになった。そこをおさえておかなければ、ＯＤやＡＤも単なる技術論になってしまう、それではこの国の精神医療を変革するための起爆剤にはならないと思ったのである。以下は、その過程で私の学んだことのメモのようなものである。

昨今のわが国で、ＯＤという言葉で流行し議論されていることには、フィンランドで行われている特殊な精神医療システムとしての「ＯＤ」と、「オープンな態度で行うダイアローグ」という一般的なものが混同されているように思われる。これは、日本にＯＤを紹介しようとしているフィンランドの人たち自身も、後者を「詩学としてのＯＤ」という言い方で発言していることにも起因しているのかもしれない。このような理解は、自分たちのシステムの特殊性から世界に通ずる普遍性を取り出そうとするフィンランドの実践者自身の期待と努力を表しているのであろう。しかし、受容する側にとっては、ふたつのものをしっかり区別することが理解を深めるために必要である。

そうでなければ、「オープンなダイアローグ」は、良心的な治療者が特別に行う精神療法の方法のひとつになってしまう。それならば、同じくらい先進的で良心的な精神療法の試みは、わが国でもその目で観ればいくつも探し当てることができる。ただし、たとえそのような限られた理解であっても、現在のわが国の精神医療のレベルからすれば、誰にとっても損のないよいことではあろう。

だが、それだけでは、とても残念なのだ。

表１

オープンダイアローグの７原則
1）即時に対応する
2）ソーシャルネットワークの視点
3）ニーズにあわせた柔軟性と機動性
4）責任をもって対応する
5）心理的な連続性を保証する
6）不確実性を持ちこたえる
7）ダイアローグの思想を保つ

ＯＤが精神医療の世界において画期的であるのは、ひとつには、その内容においてミハイル・バフチンの「ダイアローグ」の思想をしっかりと取り入れたものであること、ふたつめに、フィンランドとその地域の全体の社会保障改革の成果にしっかりと結びついたシステムとして成立していることである。セイックラたちの最初の本は、日本では訳書の題名を『オープンダイアローグ』とあえてしたが、原題は〝Dialogical Meetings in Social Networks〟（直訳すれば、「ソーシャルネットワークの中での対話的ミーティング」）であることが、そのことをよく表している。

システムとしての「ＯＤ」とは、西ラップランドのケロプダス病院を発祥の地とする、精神病クライシスに対して二四時間以内に組織されるチームによって、当事者とそれをとりまく人々の生活の場での「治療ミーティング」を、継続して行うというシステムである。このシステムについての必須の要素は、ＯＤの七つの原則としてまとめられている（表1）。「オープンなダイアローグ」はこのようなシステムの中で行われて、はじめて十全の効果を発揮するのだろう。

二　ミハイル・バフチンとその思想

ＯＤはその理論的基礎をミハイル・ミハイロヴィッチ・バフチンの思想に負っている。バフチンは、一八九五年にモスクワで生まれた。少青年期をさまざまな言語が飛び交う多民族の地を親の仕事のために転々として過ごし、後に異言語混淆学説の徒となる基礎を身につけた。ソビエト革命直後の混乱の中で、政治的にも文化的にもアクティブな知識人グループとの交流によって独学でさまざまな学問的素養を摂取した。その後の一〇年の研鑽の中で次第にグループの中心となってきた彼に、もっとも影響を与えたのは新カント学派であり、カントの精神と世界の間の相互作用の考えが、彼にダイアローグという概念をもたらした。

一九二四年にレニングラードに戻ってからは、学問的著作的に多産な時期が続く。一九二九年に代表作である『ドストエフスキーの詩学の諸問題』を上梓し、フロイトやソシュールなど当時の西欧思想に反駁するとともに、スターリニズムの文化・政治状況の硬直をも批判した。

その一九二九年には、教会の地下組織とのつながりによって捕らえられ、一九三四年までカザフスタンに流刑となる。その後も、若者を堕落させる教義として上級学校での講義を禁じられていたが、第二次世界大戦の影響で統制が緩やかになった際にギムナジウムに職を得た。ここでは、まさに彼のもうひとつの代表作となったラブレー流の機知によって体制への批判を包み込んだ講義を続けることで、再逮捕、粛清を免れ、一九五〇年代まで優秀な教師としての評価を得る。

一九六〇年代にあいついで出版されたドストエフスキー論、ラブレー論によって時の人となり、一九七五年、モスクワで名声につつまれた静かな生涯を終えた。慢性の肺気腫であったが、若い頃から骨髄炎や右足の切断など健康状態に苦しめられていた彼は、思考と執筆に際して大量のお茶とタバコをやめることはなかった。

バフチンの多様で広範囲にわたる哲学の全体を表すのに、「ダイアローグの思想（Dialogism）」という言葉が適当だろう。ＯＤの開発者たちがいたるところで使うこの言葉は、バフチン自身のものではない。以下は、この「ダイアローグの思想」を、この言葉をタイトルとしたマイケル・ホルクウィストの著書（法政大学出版局、一九九四）によって解説しておこう。彼は、「ダイアローグの思想」とは「プラグマティズム的傾向をもつ知識理論」であるとまとめている。

私たちがこれからとりくむべきODの実践にとっては、自己、他者、世界の関係が重要であるが、この三項もそれぞれが独立して存在する実体ではない。それらは、それぞれがそれぞれの関係としてのみそのつど存在する事象である。バフチンにとって「自己」はダイアローグ的なものである、ひとつの関係、出来事である。私は私の自己を、他者はこう見るかもしれないと思い描きながら見る。自己をつくり出すには外部からそうしなくてはならない、つまり、私は私自身の作者になるのであり、その材料は他者にある。

ダイアローグは、「発話」「応答」とその「関係」の三要素で構成される。「私」はさまざまな他者とのダイアローグによって次第に自分自身の輪郭をつくっていく。「私」のパースペクティブでは私自身は見えない部分であるが、他者のパースペクティブは私自身の見えていない「私」を含んでいる。そのような他者からの見方に対して、私はそのつど応答することで次第に私自身を作り上げていく。他者は決して私の場所を代わることはないのであるから、私と他者の間に世界が構築されていくためには、私は私が存在に占める唯一の場所から生み出される応答に対して責任を負わなくてはならない。こうして、世界＝意味は、つねに共有された出来事として、しかも話者間のあいだに（境界に）現れる（構築される）のである。このような自己と社会についての思想は、プラグマティズムの祖のひとりであるジョージ・H・ミードの考え方とも響き合っており、バフチンの思想がプラグマティズムに属すると言われるゆえんである。

こうしたダイアローグによってつくられる自己・他者・世界は、その関係の時空が違うごとに違ったものとなる。時間が経ち、場所が変われば、自己／他者の関係の別の配列がつねに生じ、その時の他者との関係で私の自己は異なる解釈を受ける。それゆえ、世界にはそれを求めて奮闘すべき単一の意味は存在しない。世界は競い合うさまざまな意味の広大な集塊、多様化するエネルギーを統合できる単一の語がありえないほど多様な異言語混淆（ヘテログロシア）なのである。

また、自己や他者がたえざるダイアローグの連続によって成り立っているということは、完全なモノローグというものも存在しないということである。これはダイアローグ思想の希望であり、どのようにモノローグの応酬ともみえる会話も、〈対話〉への芽を秘めているということなのだ。

ODは、このようなバフチンのダイアローグの思想に強く影響されている。というよりも、ダイアローグの思想にしっかりと裏打ちされている。それゆえ、今後わが国でも進められていくであろう実践の中で、さまざまな迷いや混乱が生じたときには、しっかりとバフチンのダイアローグの思想に立ち返ることが必要であろう。『オープンダイアローグ』という書物では、バフチンの名前をいちいち押し出さずとも、あらゆる記述がバフチンのダイアローグの思想を踏まえてなされている。

三　フィンランドの精神医療と社会的背景

フィンランドは日本と同程度の国土に五〇〇万人の人口を有する森と湖の国であり、日本ではノキアとムーミンの国としてのほうが知られているかもしれない。しかし、森の小国という静かなイメージと異なり、国としての歴史は激動に満ち、その社会の体制は二十世紀の間に大きな変化をこうむっている。一九世紀はじめにスウェーデンからロシアに割譲されてから、およそ一世紀をロシア帝国の支配のもとにあり、ロシアにおける二月革命、一二月革命の混乱を機に一九一七年一二月に独立した、じつは比較的新しい国である。

第二次世界大戦では枢軸国との積極的な連携はなかったものの、地理的要因からその争いに巻き込まれるような形となり、結局連合国側に敗戦し、実質的にソ連の管理下に置かれることとなった。しかし、幸いなことに莫大なソ連への賠償が機械産業を育成し、農業国から工業国への転換が図られたのである。

しかし一九九〇年初頭にソ連崩壊による貿易不振から金融危機に陥り、深刻な経済危機を迎える。政府はこれを乗り越えるために、積極的な公的資金による不良債権処理を行い、同時にそれまでのソ連依存経済から脱却するためにＥＵへの積極的接近を計り、一九九五年にＥＵ加盟を果たしている。

この時のフィンランドの経済政策、社会政策の転換はめざましく、国策として最先端技術産業を支援するとともに、それを支えるための教育の充実にも力をそそいだ。その結果、今世紀初頭には、世界経済フォーラムの経済競争力ランクで世界一、公民と政治家の腐敗認識指数（トランスペアレンシーインターナショナル）で世界で最も透明性の高い国、ＯＥＣＤによる一五歳児の学習到達度でも読解力、科学的リテラシーについて世界一というめざましい成果をあげ、小国フィンランドの名前を世界に知らしめている。

このような経済社会の激変の中で、フィンランドは北欧との関係を密にしていき、福祉国家としての水準も北欧に追いつくべく、いわば国家百年の計として福祉社会づくりを行ってきた。一九八四年には社会福祉制度の構造改革が行われ、国庫支出金制度を福祉にあわせ、社会福祉法を社会サービス開発の基本法として制定した。これらは、それまで施設ケアに偏向していた社会福祉と保険のサービスを開放型、すなわちオープンケアに移行させることを意図しており、ＶＡＬＴＡＶＡ改革と呼ばれる。

一九九〇年代の不況克服の際の、積極的な国家の金融政策や規制緩和は新自由主義を思わせるものであるが、フィンランドの特徴は北欧型のユニバーサリズムの理念を手放さず、地方自治の原則を徹底させることで公的管理のもとでの市場化・インフォーマル化を達成していることである。

（詳しくは笹谷美春『フィンランドの高齢者ケア』明石書店、二〇一三、山田眞知子『フィンランド福祉国家の形成』木鐸社、二〇〇六）

これらの改革は、他の国の改革にもれず精神医療に対しては遅れてはいるが、一九八二年から一九九二年の間の精神保健医療分野におけるオープンケアの開発と施設ケアの縮小には、目覚ましいものがあった。具体的には、住民一〇〇〇人あたり精神病院ベッド数について、一九八二年、一九八八年、一九九二年はそれぞれ、四・一、二・九、一・九。住民一〇〇〇人に対するオープンケア職員数は同年でそれぞれ、二・七、三・八、五・一であり、一〇年間で病院ベッド数が半減以上となり、地域で働く職員が倍増している。

この改革は、同時に自治体間の地域格差の解消をめざしており、これを背景に西ラップランドでは一九八八年からオープンダイアローグの前身となるセイックラらの実験的研究がはじまったのである。つまり、オープンダイアローグは最初から脱施設化の一環としてはじまったものなのである。

現在では、精神科ベッド数は一〇〇〇人あたり一・〇にまで減少しており、三〇年前の四・一という数字に比べると急激なベッド減少に成功したといっていいであろう。ちなみに日本は、この同じ期間ほとんど変わらず、一〇〇〇人あたり三ベッド程度で推移している。また、フィンランドの精神科には知的障害者や認知症の入院はない。

いずれにせよ、ODの試みはフィンランドの福祉制度改革と軌を一にしており、時には国の公式な見解に反しながら進められてきたものであることがわかる。このようなことが可能であったのは、フィンランド社会全体がポストモダンを視野に入れた改革を行っており、そこではあらゆる分野でネットワークということが非常に重視されてきたためではないかと思われる。「未来語りのダイアローグ」におけるファシリテーター協会の存在や、子育てにおけるネウボラの制度も同様であろう。これらの改革や制度づくりは、少子高齢化、核家族の限界化、家族制度自体の多様化、都市化と地域共同体の崩壊という現実にあわせて、それを補うものとして意識的に進められてきたようである。

この点は、わが国の政府が「子ども家庭庁」の創設など社会の構築を家族を中心にするプレモダンな戦前に回帰しようという夢にしがみついて、あらゆる現実的改革をおざなりにしていることとは対照的であろう。今後ODをわが国で実践しようとするとき、どのようにして彼我の背景の差を埋めていくかということが大切である。

四　オープンダイアローグについてのふたつの誤解

ODについてのよく聞かれる誤解の中に、オープンダイアローグとは専門家が専門性を捨てて当事者と平等に話し合うやり方であるということと、薬を使わないで統合失調症を治す治療であるというふたつのものがある。

まずは前者の専門性のことについて。もちろん、ODについてセイックラらの書いた書籍に直接あたれば、これがまったくの誤解で、実際には専門家の専門性はかえって厳しいものであることがわかるだろう。フィンランド西ラップランドの実践では、ODを行うスタッフには四年間の家族療法についての研修や、その後の個人精神療法の習得が義務づけられている。その研修体制自体の厳しさもそうであるが、専門家と称される人びとがその専門性を決して相手を説得したり議論したりする形で、つまりモノローグ的にならずに対話に参加することの難しさは、ODを実践する人たちが常に指摘するところだ。

また、専門家というものは、その専門性という「鎧」によって、特に対人支援者であれば相手の言動に感情的に巻き込まれることなく済んでいるのである。ところが、ODではその鎧をはずせというのであるから、これはいかほどに精神力のいる〝技〟であるか。脈々と続くダイアローグ論の文脈から言えば、ダイアローグにおける専門性とは、ソクラテスの言う「産婆術」のようなものであろう。

私は、ODにおける専門家の役割を知るにつけ、仏教の修行でいう「往相（おうそう）」と「還相（げんそう）」という言葉を連想する。専門家が専門家になるための勉強が往相であり、それを極めることは非常に厳しい道である。だが、そのあとに、その専門性を脱ぎ捨てて衆生のもとに入っていく還相があり、それこそがもっとも困難なことなのである。

また、専門性のもうひとつの相として、権力の問題がある。このことについても、例えばセイックラらの最初の著作でもちゃんと取りあげられている。彼らは「人間関係に権力関係のないものはない」というフーコー流の権力論を援用しながら、緊急時の対応はもちろんのこと、ODの治療ミーティングに参加するというそのこと自体にも権力の行使が不可避であることを指摘している。そして、そのような権力性は、ミーティングの進行とともに消失していくのだという。

もっとも、私が専門性についてのハードルの高さをここで強調しているからといって、日本でのさまざまな非専門家である人たちの学びや実践が無効であると主張しているわけではない。「話を聞く」ということの大切さとその底にある他者への尊重という態度が見直されるだけでも、現在のこの国の精神医療状況に対しては意味のあることである。また専門家の口だしがない当事者や市民のグループがこれを学ぶことには、自分たちの人生にとっても、また現代日本の精神医療体制に批判的かつ建設的な目を持つためにも、意義があることだと私は思っている。

ふたつめは、ODが薬を使わずに統合失調症を治療する方法だという誤解である。これはまた、ふたつの意味で誤解である。ひとつには、これもＯＤの創始者たちが随所で指摘するように、ＯＤは薬を使わないことを目的としているのではなく、薬を使うかどうかも本人を入れた対話によって決めていくのである。その結果として、薬の使用頻度とその量が驚くほど減ったということである。

二つめに誤解であるというのは、統合失調症治療にとって薬は必要不可欠であるということは現在の精神科治療ではまったく疑いがないかのように言われているが、実はこのこと自体がドグマにすぎないものであるということである。よく指摘されるのは、統合失調症の長期予後についての研究から、薬物療法が導入される以前から統合失調症はその三分の一が治癒する、決して予後の悪い疾患ではないといわれていた点である。

さらにその経過をくわしく見ると、初回精神病エピソードについてはその多くが一度は寛解（回復）していることがわかる。つまり、現代の薬物療法が可能となる以前から統合失調症の初回エピソードは、その多くが薬がなくても回復しているのである。問題は、その回復がＯＤでは維持されているかどうかということであるが、これについてもこれまでの研究成果を見る限り、確かにＯＤを行ったときのほうが回復が持続している。

さらに、最近の批判的研究では、統合失調症の多くが服薬をしない場合に半年以内に再発しているという抗精神病薬の維持療法の必要性を訴えるデータは、実は再発は薬物の中断による禁断症状が影響しているのではないかという意見もある。このあたりの薬物療法にまつわる事情については、私が『統合失調症のひろば』という雑誌に最新の文献をあたってまとめているので参考にしてほしい。(『統合失調症のひろば』No.1、No.2　日本評論社、二〇一二)

五　オープンダイアローグと「新しい共同体」

ともあれ、薬物療法なしで統合失調症が回復したということは、これらの知見を合わせ考えれば、決して奇跡ではない。では、私たちにとってオープンダイアローグの成果がとてつもなく素晴らしいものにみえるのはなぜであろうか。

その答えは、一言でいえば、ODは精神病や統合失調症をはじめとする精神障害をもつ人たちを共同体に包摂するということにあるのだと思う。これはセイックラたち自身が、例えば「ミーティングで生じる新たな理解は初めから社会的に共有された現象となる」、「患者の人生に非常に重要な人たちとのあいだで、新たな理解をもつ社会的コミュニティができあがる」と随所で語っていることである。

発展途上国では統合失調症の予後がよいというのは、よく指摘される確立された事実である。発展途上国には、私たちの高度資本主義の論理が貫徹された社会とちがって、地域住民の共同体が残り、統合失調症の人たちにも一定の役割、居場所が残されているのである。ODはこれに比肩する人間関係を、ポストモダン社会、リスク社会〈ベック〉に生み出すのである。それが、ODがソーシャルネットワークを重視しているほんとうの意味であろう。

だが、共同体というのは親密にコミュニケーションできる人たちの集まりであるとともに、そこから逸脱する人びとを排除することで成り立っている。だから、自由を求める人類の進歩は、つねに共同体からの解放をめざしてきた。現代社会は、そこからの解放を達成した面と、その反作用として個人のアトム化、孤立化を進めたという両面をもっている。その現代社会の負の面に注目して共同体の復権を求めるとき、多くの人びとは家族にその原型を求め、共同体をそのような〈原家族〉を拡張したものとしてイメージする。社会共同体自体が、原家族を同心円状に拡張したものとなるのである。

しかし、現代の問題は、そのような家族自体が大きな葛藤を抱えており、社会と家族の間に挟まれる個人にストレスを与えるものとなることにある。ODの実践の強みは、家族療法にも精通した専門家として現代の家族が抱えるそのような葛藤に焦点を当てて、さまざまな問題とかかわることができることにある。そして、そのような家族や拡大家族とのあいだに、専門家や市民のネットワークを持ち込むことで、現代的なネットワークの互助の関係を家族関係の中にも持ち込むのである。その結果あらわれる「新たな共同体」は、原家族の共同性と市民の社会的共同性が相似形となりながら重なり合う構造であり、一種のフラクタル構造をつくりあげる。人のつながりが疎遠になっていた現代社会が原家族のもつ親密な共同性を注入され、反対に原家族は社会的共同性を鏡とすることで、その中で起こる拘束や葛藤をゆるめることができるのだ（これは図1のようなイメージとなるだろう）。

障害者を私たちの社会に包摂すると言う時、このように私たちの社会がダイアローグによってつながる新しい共同体を内包するものへと変化することが必要である。そのダイアローグは、私たちと障害をもつ人たちとの間をつなぐものでもある。そうして私たちの社会自身が変化するものでなければ、「包摂」は私たちの旧来の社会にふさわしい有能な障害者だけを受け入れるものでしかないだろう。包摂と言いながら、自分たちのレベルに達しない者を排除することを前提としてしまうのだ。新しい共同体のための、新しい理解、新しい言葉をダイアローグによって創造していかなくてはならない。

ODは、社会や医療によって「問題」として同定されるもの〈病気や症状、逸脱行動、家族の機能不全など〉に一方的に焦点を合わせるのではなく、自由に互いの語りを聴くことで〈対話〉を実践する方法である。このために必要なのは、当事者にとっても専門家にとっても、そしてかかわるすべての人にとっても、予期せぬものへの自由な構えである。不確実性にみちた世界と社会の中で、その不確実性を持ちこたえることで、自由で多様な視点が生まれる。これが可能となったとき、O

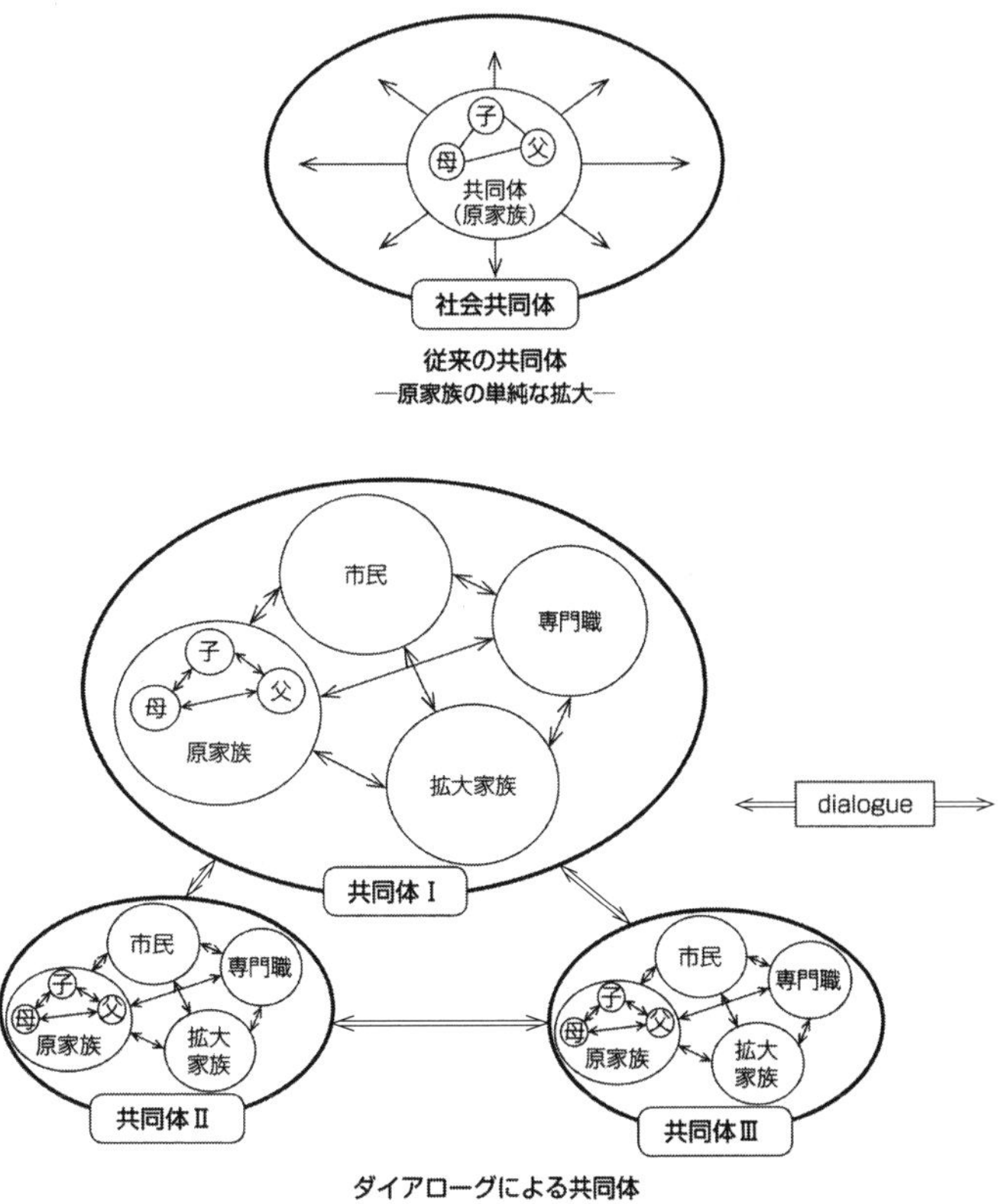
子
母
父
共同体
（原家族）
社会共同体
従来の共同体
―原家族の単純な拡大―
市民
専門職
子
母
父
原家族
拡大家族
dialogue
共同体Ⅰ
市民
専門職
子
母
父
原家族
拡大
家族
共同体Ⅱ
市民
専門職
子
母
父
原家族
拡大
家族
共同体Ⅲ
ダイアローグによる共同体
―ソーシャル・ネットワークのダイアローグが共同体をつくる―

図１

Dは、精神障害を抱える当事者・家族、そして精神障害をもつ人たちへの支援を志す者にとって喜ばしいものであるだけではなく、この世界そのものを豊穣化していくものとなるだろう。

それこそが、今オープンダイアローグを学び、日本での実践を可能にするべく挑戦することの意味である。この森と湖の国からの贈り物が、あなたとこの世界を変えるための種子であることを願って。

多職種が連携するためにはダイアローグが必要
――未来語りのダイアローグを中心に――

一　出会い続けるためのダイアローグ

オープンダイアローグが精神医療や対人支援の場で注目されている。フィンランド西ラップランドの一精神病院で生まれたこの治療がわが国の多くの支援者や当事者たちを魅了してやまないのは、薬物治療一辺倒のわが国の精神医療に対して当事者のもつネットワークの中で対話を基本にして精神病状態を治癒に導くという点にある。精神障害者を対象としてとらえるのではなく、私たちと同じ尊重されるべき他者として向かい合い、対話するのだ。その可能性に、現場で日々苦悩する多くの支援者が惹きつけられ、これまでは単なる治療の対象とされてきた当事者が救いを感じている。

現在、オープンダイアローグの現場に触れたいと多くの人がフィンランドを訪れ、また日本国内でじっくりと学ぶためにセミナーやいくつものサークル的な活動が開かれるようになった。その中心になっているのは、オープンダイアローグ・ネットワーク・ジャパン（ＯＤＮＪＰ）という組織であり、ここがフィンランドから講師を招へいしたトレーニング・コースを開催している。すでに日本各地から一〇〇名近くの精神医療関係者や対人支援を学ぼうという人が、フィンランドで実践している講師の謦咳（けいがい）に接してきた。また、日本からもすでに数人、フィンランドの現場で直接学んで、この方法のトレーナーとしての資格を得た者もいる。

しかし、それでもいまだにこの方法がわが国でなかなか実際に行われることがないのは、この方法を実践するのに必要なシステムが日本の制度の中で実現困難だからである。例えば、急性精神病状態のようなクライシスが生じた時に、二四時間以内にこの治療に通暁した複数の治療者が患者の自宅などの現場で患者の家族など関係者を入れた治療ミーティングを開始し、それをクライシスの終了まで同じ治療者で毎日でも行うのが、オープンダイアローグという治療とそのシステムである。このようなことは、現状のわが国の医療システムの中ではほとんど不可能である。それでも幾多の努力によってこの困難を乗り越えながら、フィンランドの原型とは遠くても、そのエッセンスを生かした対話による治療がわずかながらも試みられている。

こうした努力の端緒として、筆者らは二〇一六年にオープンダイアローグの開発者であるヤーコ・セイックラとその同志であるトム・アーンキルによる著書を翻訳した。『オープンダイアローグ』という邦題のこの本[1]は、原題を“Dialogical Meetings in Social Networks”という。まずはオープンダイアローグを日本に紹介したいという意図から、直訳すると「ソーシャルネットワークにおける対話ミーティング」というこの原題を使わなかった。しかし、今、講演やワークショップでその著者たちから直接ダイアローグの神髄を学んでいくと、彼らがそれを理論としてではなく、生き方として身につけているものであることがわかる。その視点からあらためて原題を訳すとこうなる。

「さまざまな社会的つながりの中で対話的に出会い続けること」。

ミーティングとは、会議などという狭い意味に限定されるのではなく、出会い続けるという文字通り動詞で表現されるしかない動的な場なのである。そして対話的な出会いとは、他者を他者として尊重しながら、自分の生き方を実現していけるようなつながりをもつことだ。新しく著者らによって改訂されたこの本は、斎藤環らの努力で最近邦訳が出版されたが[2]、その副題は「今この瞬間に他者を思いやる」となっている。

先に、わが国のシステムの中ではオープンダイアローグをひとつの治療法として確立することは困難であろうと書いた。だが、このような取り入れの過程の中で理解を深めていくにつれ、私たちが著者たちから受け取らねばならないメッセージは、オープンダイアローグというひとつの方法ではなく、その底流にある対話する精神、思想であり、さらにはその精神を社会的つながりの中で生かす文化をつくりだすことであることが見えてくる。

二　「未来語りのダイアローグ」とは何か

『オープンダイアローグ』という本も、その改訂版である『開かれた対話と未来』も、オープンダイアローグを紹介しただけの本ではない。二人の著者が協力しあいながら、その一方のトム・アーンキルが開発した「未来語りのダイアローグ」についても同じ比重で紹介されている。オープンダイアローグと未来語りのダイアローグの両者を紹介することで、最終的にはダイアローグそのものについて、対話するとはどういうことかについて語られているのである。オープンダイアローグは、精神病クライシスという患者個人を中心にしたネットワークでの治療をめざしているのに対して、「未来語りのダイアローグ」は地域で多職種が連携するネットワークのなかで、支援者が当事者のニーズにそった支援チームをつくりだすことをめざしている。

現代社会では、多くの人がその人生途上のさまざまな時点で、心理社会的な仕事を行う複数の専門家の支援を得ることが不可避となっている。そのようなネットワークにはさまざまな葛藤が生じる。例えば往々にして、支援者同士がお互いに相手が何をしているのか、どのような支援者、関係者がいるのか知らないままでいる。支援者や関係者は互いに不信感を持ったり，互いの言動に不満を抱いていることが多い。そのために，多職種連携チーム支援が大切と言われながらも，実際に行われるミーティングでは多くの支援者が次のような経験をしている。それぞれの機関が私たちこそがこのケースをわかっているのだと言い合っている。誰でも納得できそうな見方を言うだけで，本音を言えないでいる。みんなでやろうと言いながら，自分はできるだけ身を隠そうとしている。お互いの役割を知らないままあいまいな話をしている。互いに相手のかかわり方への不満をあてこすっている……などなど。このようなミーティングは我々の周囲ではごく普通にみられている。これらの例は，実は「オープンダイアローグ」で著者らが挙げたものだ。どうやら日本でもフィンランドでもチームづくりの悩みは一緒のようだ。

未来語りのダイアローグは，このような援助が行き詰まった状況を打開するために考えられたダイアローグの方法である。その実際は以下のようなものである。ミーティングには，そのケースにかかわっていない部外者である対話のファシリテーター二人が参加する。二人のファシリテーターは協力して，多様な関係者がかかわって生じている「袋小路」において，「参加者が交互に話し聴くようにミーティングの場を構造化」することによってダイアローグを促進する役割を果たす。ファシリテーターは，ミーティングのはじまりにおいてこのミーティングを招集した援助者に自分自身の心配事について聞く。そしてそれを解決するために未来語りのダイアローグという方法を使うことを説明し、参加メンバーに任意の未来（例えば一年後）に「飛んで」もらう（このテクニックについては細部にわたるさまざまなものがある）。そして、一年後の未来に参加者がすでに居るものとして、第一段階として当事者とそのプライベート・ネットワークメンバー（家族や友人などのそれぞれに次のような質問を行う。

質問Ａ－①――一年が過ぎました。そして皆さんはとてもいい状況にいます。それはどんな状況ですか？　なかでも特にいいなと感じるのはどんなことですか？

質問Ａ－②――何がよかったのでしょうか、あなたはどんなことをしたのですか？　誰が何をしてあなたを助けてくれましたか？

質問Ａ－③――一年前にはあなたは何を心配していましたか？　何があなたの心配を和らげてくれましたか？　あなたはその心配を和らげるために何をしましたか？

前記の三つの質問を当事者ネットワークのそれぞれに行った次の段階では、ファシリテーターは援助者のネットワークに対して次の質問をする。

質問Ｂ－①――一年が過ぎて、当事者のみなさんはお聞きのようないい状態です。それに対してあなたはどんな支援やサポートをしたのでしょうか？　誰がどのように、あなたの支援を助けてくれましたか？

質問Ｂ－②——一年前にはあなたはどのようなことを心配していましたか？　何があなたの心配を和らげてくれましたか？

これらの質問を通して、ミーティング参加者それぞれの行動や工夫、支援やサポート、不安や心配事を軽減させたものが語られ記録される。最後に、皆で現在の時点に戻って、全員で協働作業の計画を具体的に立てる。こうしてミーティングが終了する時点では、参加者のそれぞれがこれから行っていく現実の作業が明確になっているのである。

支援の専門家は、どのような職種であれ、自分たち専門職がするべきことにあわせて当事者を見る。そのために、支援者の見方や行為は当事者のニーズからすれば的外れであったり、支援者相互が自分たちが問題と思っているところにばかりかかわって、互いに矛盾する行為を行っている可能性がある。そのために支援がうまくいかないと、往々にして問題はすべて当事者の側にあるのだとされてしまう。

未来語りのダイアローグが効果を発揮するのは、このような状況に陥っている支援チームに対してである。未来語りのダイアローグでは当事者自身のニーズに焦点をあて、それが未来において充足しているという状況を仮想し、その未来の時点から、当事者自身と支援者それぞれが当事者のニーズを充足するためにとった行動について「想起して」話す。ファシリテーターは、「問題の解決」ではなく、「ニーズの充足」に向けて行われた支援者たちの、未来において行われているとされる行動を、実際にいつの時点で、具体的にどのようにしたのかを明確にしていく。そして、そのひとりの支援者の行為を他の支援者の行為と結びつけていく。そうすることで当事者のニーズに向けて未来に行われるだろう連携行動ができあがる。それをこれから実際にやるプランに取り入れていくことで、支援者同士のネットワークが自然に生じるのである。

未来語りのダイアローグで行われる対話では、あくまでも当事者のニーズが中心であり、それ以外のさまざまな「意図」は脇に置かれる。いったんこの方法の中での対話をはじめると、自分たちがあらかじめ持っていた専門家としての視点からみた問題性やその解決法は、自然に放棄されることになる。それまでは専門家の視点からあらかじめ抱いていた解決策が、我々自身を縛っていたのである。当事者のニーズに対して「それは実現困難だよ」と言ってしまうのがその良い例であり、このような言動によって実は我々自身の選択の幅を狭めているのだ。

さらに、これはオープンダイアローグでも同じであるが、すべての関係者が対話の場に直面することによって、我々の言動が自然と相手の言動に影響されながら対話が行われるようになる。ファシリテーターは支援者同士の協働作業に焦点をあてて対話を促す。あなたはそれを誰に助けられてしましたか、というように。未来語りのダイアローグに参加した支援者たちは、当事者が未来に置いたニーズに自然と引っ張り込まれるようになり、他の支援者の言動に互いに添いつつ考えるのである。こうして、互いがミーティングの中で「未来から現在へ」と出会い続け、現実の今ここに戻った時からは、未来に向けて出会い続けることになるのである。このミーティングを経ることによって、チームの中には他者を尊重する雰囲気が生まれる。

三　ダイアローグが民主主義を育てる

「未来語りのダイアローグ」は、ちょっと目にはこのようにとびきり奇妙なダイアローグの方法である。だが、このような方法が考案されたその理由は、先にも書いたように、対人支援における多職種連携が必須となった現代社会が抱えている困難をどう解消するかという切実な課題であった。私たちは「オープンダイアローグ」を翻訳しながら、その切実さにこそ共感したのである。そのために、ダイアローグを日本に取り入れるにあたって、まず「未来語りのダイアローグ」を取り入れたいと思い、開発者であるトム・アーンキルを京都に招へいし、私のクリニックを中心としたスタッフを集めて集中研修を開催した。その時にトムたちがもっとも力を込めて語ったのは、社会全体を民主主義的なものにしていこうという、一見技法からは飛び離れた真摯なメッセージだった。

そのような強い意志、組織やシステムの中で個人の自由と平等を守り育てようという民主主義的な思想のないまま多職種連携を用いた対人支援チームをつくろうとすればどうなるか。結果は見えている。従来の組織の中にあったヒエラルキー、力関係が、チームの統率力、リーダーシップの名の下に堂々と持ち込まれるのだ。このことは、従来の精神病院や大きな施設の中で何かのプロジェクトを立ち上げたり個別支援チームをつくったりしようとした経験を思い浮かべれば、誰にでも思い当たるところがあるだろう。多くの場合その結果は、チーム全体が萎縮し、ますますひとりのリーダー（多くは医師であろう）の言うがままになり、かんじんの当事者の声はすっぽりと抜け落ちてしまう。

このような場でダイアローグをしましょうと提案したところで、他のチームメンバーの耳には届かないだろう。じっくりと一対一の人間関係の中でその構造を変えていくことが大事だと言われてきたが、一対一の人間関係から組織の中の多数の人間関係になると、その複雑さと人を縛る力は相手が一人増えるたびに幾何級数的に増えていく。ただ精神論的に言っているだけでは、平等なチーム連携が育っていくような土壌は生まれない。

ダイアローグは、自分が変わるという気づきこそが相手と対等にうまくやっていくための出発点となることに、まず気づくことからスタートする。しかし、多くの場合は組織ヒエラルキーというものがもともとがっちりとできていて、その強烈な磁場の中で自分を変えることは困難だ。対人支援チームで多職種連携をうまくやっていくためには、多職種連携の場——まずは多職種の人たちが集まって話し合うミーティングの場から、多職種の人たちが協働する実践の場までのさまざまな場を、メンバー各自にとって自由で安心できる平等な場にしておかなくてはならない。

だが、このようなことは一人ではできない。かりに一人でそのような場を組織しようとすれば、その一人の人が持っている地位や集団内での力がすべてを決定してしまうという逆説が生じるからだ。ならばどうしたらよいのだろうか。私の経験では、少なくとも組織の中のヒエラルキーの位置が違う二人で始めることが重要なポイントである。その二人が、まずは平等に話し合えるように互いにその意志をもって話し合っておくのだ。（例えば、もし病院の医師と看護が最初の二人となって地域機関との連携をしようと思えば、この医師と看護が徹底的に自由で平等な関係をつくっておかなくてはならない。）その二人の、ダイアローグの場を今、ここに作り上げるのだという強固な意志を、少しずつ着実に他のスタッフに広げていく。これは実に根気のいる作業である。その作業のひとつのとっかかりとして、同じトムらが開発した「早期ダイアローグ」という方法もある。この方法については、京都の研修をきっかけにトム自身がまとめた書籍があり、翻訳[3]も出ている。

最初の二人が平等であることもまた、容易ではない。なぜなら組織やシステムには、それらの形をつくり出し保ち続けるためのヒエラルキーと、それが作られたあと機能していくなかで生じるヒエラルキーがあるからだ。組織ができあがり持続するためには、前者のヒエラルキーをゼロにすることはできない。後者のヒエラルキー、つまり組織が機能してさまざまな実践を行っている時に生じてしまうヒエラルキーが、組織やシステムを硬直した惰性的なものにしてしまう原因となっているものだろう。このようなヒエラルキーに縛られないようにするには、日常の組織を保つためにある根源的ヒエラルキーと、今ここで脱ぎ捨てなければならない惰性的ヒエラルキーの間を、自在に行き来することが必要だ。だから多職種が行うmeeting、それは名詞ではない。自在に行き来して出会い続けるという、動詞なのだ。

筆者は、このヒエラルキーを解消するためにはどうしたらよいのかということを、フィンランドでオープンダイアローグに取り組んでいる現場のスタッフが来日した際に聞いたことがある。答えは「ヒエラルキーについてのダイアローグをし続けることです」というものであった。目を覚まされる気持ちだった。ダイアローグをし続けることでしか、ダイアローグは生まれないのだ。

このようなあり方に自覚的となった時、たとえそれが容易な道ではなくとも、その姿勢は多職種連携をする他のメンバーに広がっていく。それは、最終的に当事者たちが暮らす場を自由で安心できる場にする支援になるだろう。

文献

（1）Seikkula J, Arnkil TE : Dialogical Meetings in Social Networks. Karmac Books Ltd., London, 2006.（高木俊介・岡田愛訳『オープンダイアローグ』日本評論社、二〇一六）

（2）Seikkula J, Arnkil TE :（斎藤環監訳『開かれた対話と未来』医学書院、二〇一九）

（3）Arnkil TE, Seikkula J :（高橋睦子訳『あなたの心配ごとを話しましょう』日本評論社、二〇一八）

ネットワークの生成と対話ミーティング

——未来語りのダイアローグ実践を通じて——

ヤーコ・セイックラ（Jaakko Seikkula）とトム・アーンキル（Tom Erik Arnkil）の著書"Dialogical Meetings in Social Networks"[5]には「オープンダイアローグ（Open Dialogue）」（以下、OD）と「未来語りのダイアローグ（Anticipation Diaiogue）」（以下、AD）という二つのダイアローグが紹介されている。このタイトルからわかるように、この二つはソーシャルネットワークの中で行われることが重要である。

筆者は、二〇一七年の春にADの創始者であるトム・アーンキルとその実兄で広く実践を行ってきたロバート・アーンキルを京都に迎え、一カ月をかけた私的な研修の集まりをもった。その継続として同年の秋にもトム・アーンキルによる実践スーパービジョンを開催している。それ以来、日本におけるADへの注目も高まり、白木の紹介[6]やAD実践を広めるための「ダイアローグ実践研究所[1]」が創設されている。

一　未来語りのダイアローグ（ＡＤ）とは何か

ＯＤが精神医療から始まったのとは違って、ＡＤは、特に子どもや青少年とその家族に対して多機関、多職種がかかわる困難の中から発展してきた。現代社会では、多くの人がその人生途上のさまざまな時点で、心理社会的な仕事を行う複数の専門家の支援を得ることが不可避となっている。そのようなネットワークにはさまざまな葛藤が生じる。例えば往々にして、支援者同士がお互いに相手が何をしているのか、どのような支援者、関係者がいるのか知らないままでいる。支援者や関係者は互いに不信感を持ったり、互いの言動に不満を抱いていることが多い。

ＡＤは、このような援助が行き詰まった状況を打開するために考案された。ＡＤミーティングには、そのケースにかかわっていない部外者である対話のファシリテーター二人が参加する。二人のファシリテーターは協力して、多様な関係者がかかわって生じている「袋小路」において、「参加者が交互に話し聴くようにミーティングの場を構造化」することによってダイアローグを促進する役割を果たす。

ファシリテーターは、ミーティングの始まりにおいて、このミーティングを招集した援助者に対して援助者自身の心配事について聞く。そしてそれを解決するために、今回はADという方法を使うことを説明し、参加メンバーに任意の未来（例えば一年後）に「飛んで」もらう（このテクニックについては細部にわたりさまざまなものがある）。そして、参加者がすでに一年後の未来に居るものとして、第一段階として当事者とそのプライベート・ネットワークメンバー（家族や友人などのそれぞれに次のような質問を行う。

質問A－①：一年が過ぎました。そして皆さんはとてもいい状況にいます。それはどんな状況ですか？　中でも特にいいなと感じるのはどんなことですか？

質問A－②：何が良かったのでしょうか、あなたはどんなことをしたのですか？　誰が何をしてあなたを助けてくれましたか？

質問A－③：一年前にはあなたは何を心配していましたか？　何があなたの心配を和らげてくれましたか？　あなたはその心配を和らげるために何をしましたか？

上記の三つの質問を当事者ネットワークのそれぞれに行った次の段階では、ファシリテーターは援助者のネットワークに対して次の質問をする。

質問Ｂ－①：一年が過ぎて、当事者のみなさんはお聞きのようないい状態です。それに対してあなたはどんな支援やサポートをしたのでしょうか？　誰がどのように、あなたの支援を助けてくれましたか？

質問Ｂ－②：一年前にはあなたはどのようなことを心配していましたか？　何があなたの心配を和らげてくれましたか？

これらの質問を通して、ミーティング参加者それぞれの行動や工夫、支援やサポート、不安や心配事を軽減させたものが語られ記録される。最後に、皆で現在の時点に戻って、全員で協働作業の計画を具体的に立てる。こうしてミーティングが終了する時点では、参加者のそれぞれがこれから行っていく現実の作業が明確になっている。

筆者らはＡＤによるミーティングの研修を行い、実際の当事者と支援者によるミーティングを経験した。その様子を参加者のプライバシーに触れないよう改変して簡単に紹介し、ＡＤの持つ可能性について考察する（名前は仮名）。

二　ADミーティングの実際

正子は発達障害を持つ三〇代の女性。大学卒業後、職場の人間関係と仕事量の多さに挫折し、自宅にひきこもるようになった。しばらくして家族関係の葛藤から急性精神病状態となり統合失調症との診断で筆者らのACTによる支援（多職種チームによる包括的支援）を受けるようになった。その後はうつ状態、パニック発作など多彩な症状が出現し、自殺企図による重度の骨折をきたして半年間精神病院に入院している。現在は葛藤のある家族との距離をとるために一人暮らしをしている。地域の作業所に通所し、得意のイラストをつけた小説を評価されていたが、人間関係のトラブルから通所を断られた。その経緯などから発達障害と診断され、その障害に合わせた支援のためについ数カ月前からACT以外の支援機関が関わるようになった。ミーティングの直前、不整脈が見つかった正子は、パニック発作が頻回となり自分が心臓病のために突然死んでしまうのではないかという不安が高まっていた。

正子を担当するACTチームは、主治医の筆者と訪問看護ステーションの妙子と雄二であり、ホームヘルパーの幸子、地域の発達障害支援機関のケースワーカーのさとみである。居場所を失った本人の不安定さと、新しい支援者の間の役割分担の不明確さや互いに未知なチームであることとなどから、支援に混乱が生じていた。ミーティングを招集した妙子の不安は、こうした状況で自分がどう振る舞って何をしたらよいのかわからないということであった。

ミーティングはトム・アーンキルとロバート・アーンキルの二人をファシリテーターとして行われた。トムがインタビューを行い、ロバートが記録を参加者全員に見えるように板書した。ミーティングは同時通訳で行われ、板書も同時に日本語訳された。

先に簡単に述べた手順に従ってミーティングを開始した。トムは世間話を巧みに織り交ぜながら皆の緊張を解き、正子はある程度英語を解するため二人のファシリテーターとすぐに打ち解けた。どのくらい先の未来を想定するのが良いかについて、主に正子の考えが聞かれ、正子は熟慮して、自分は夏が苦手でいつも体調を崩してうつ状態になり、身の回りのこともあまりできなくなってひきこもってしまうので、その夏が過ぎた今から半年後の秋であれば良い状態を想像しやすいと述べた。ファシリテーターはその場に適した「ちょっとした」技法を使って我々をその半年後の未来に導いた。そして、その未来の時点において、まず当事者である正子に対して前述の三つの質問を行った。

トム　半年が経って正子さんにとって物事はとてもうまくいっています。それはどんな状況ですか？

正子　夏が過ぎて体の調子がいいです。身の回りのことがちゃんと自分でできています。それに小説がいろんな人に認められて出版の話も進んでいるんです。それでいろんな人間関係ができました。

トム　何が良かったのでしょうか？　あなたは何をしましたか？

正子　働いていてうつになった時の自分の経験を出版社の人と話しました。そうしたら、それを書いてみませんかと言われました。

トム　誰があなたを助けてくれましたか？

正子　小説の指導をしてくれている教室の先生に認められました。夏が過ぎた頃に教室に行くことができて、その時です。夏の間にも少しずつ書いていました。幸子さん（ヘルパー）が私の執筆の邪魔にならない程度に気晴らしの相手もしてくれたので。主治医の先生が私が暴走しないようにやり過ぎをうまく止めてくれているので続いています。アドバイスもくれるんです、ファン目線で。他にもいろんな人に小説を読んでもらっています。アパートの部屋ではなかなか書けないので、たまり場に行って書いています。

（このような答えが出るに際して、トムはどこでどんな小説を書いているのか、いつ頃から小説が書けるようになったのか等、物事をより具体的にする質問をいくつかした）

トム　半年前は正子さんは何を心配していましたか？

正子　今年の夏は超えられるかな、って。私、すぐ死にたくなるし。心臓も悪くて不整脈がひどかった。人と話すこともなくて、趣味の小説もイラストも書けなくて、ずっと泣いてばかりいて、しょっちゅうACTさんに緊急電話をしていました。

トム　何がその心配をなくしてくれるのに役立ったの？　誰が助けてくれましたか？

正子　幸子さんがずっと食べられそうな食事をつくってくれたし、話し相手になってくれた。さとみさんが外出に誘ってくれて、居場所になりそうなところを探してくれた。

以上のようなやりとりがあった後、支援者に前述のBの二つの質問が順次なされた。心配事の提出者である妙子は最後に質問された。トムは正子の最初の心配が体調のことだったことをとらえ、まずは訪問看護師の雄二から質問を始めた。

トム　正子さんが言っているように今の彼女はとてもうまくいっているようです。この状況に対してあなたは何をしましたか？

雄二　正子さんは体調のことを心配していたし、内科の医者にうまく症状を伝えられなかったり、医師の説明や指示をうまく理解できないみたいなので、一緒に内科の受診に行きました。

そこで彼女の特性や心配を医師に伝える手伝いをしました。

トム　それはいつでしたか？

雄二　前回の春のミーティング（今回のADミーティングのこと）が終わってすぐでした。

トム　あなたがそれをするのに誰かが助けてくれましたか？

雄二　時間が足りずにずっとついていられなかったので、さとみさんが途中で交代してくれました。

トム　他にも何かしたことがありますか？

雄二　彼女の小説をACT－Kの他のメンバーにも読んでもらって感想をきいて、それを彼女に伝えました。そういえば、夏の間、西日がきついので、ヘルパーさん（幸子）と一緒にカーテンを替えたりガラスにフィルムを貼るのを手伝いましたね。

トム　それはいつ頃ですか？

雄二　六月の終わり頃でした。これから暑くなるので。

トム　（幸子のほうをみて）幸子さんはそのことを覚えていますか？

幸子　あ、はい、彼女の部屋、カーテンが薄いのしかなかったので、これじゃ夏は部屋の中が暑くて大変だろうなと思ったんです。

以上のような質問の後、上記B－２の質問が行われた。同様なことが、筆者、幸子、さとみ、妙子に行われた。その中で、筆者は正子がそれまで書きためていた小説とイラストを夏前に知り合いの編集者に送って当事者を中心とした雑誌への掲載ができないか相談したことを「思い出し」た。また、それまで正子の心気的訴えに振り回されているのだろうと思っていた内科医と連絡がとれ、内科医から正子の不整脈は心配のないものであることをきちんと伝えてもらい、それ以後不整脈に対する正子の訴えがなくなっていることに「気づいた」。

幸子は、ヘルパーとして正子にどのような対応をしていいのかわからず戸惑っていたが、「半年前」にスタッフと集まってミーティングをしたことで、自分のやっていることに自信が持てた、そのために夏に正子がしんどそうにしている時にもうまく話し相手になれたと語った。

さとみは、秋までに妙子と協力して、正子が自由に出入りできて執筆に没頭できる居場所を探した。この過程で、新しくチームに入って正子に対してどのような役割で接して良いかわからず戸惑っていたさとみは、妙子と協力して動くうちに正子とのつきあい方が自然とわかって関係が良好になったという。妙子は、こうして皆が協力して動くことで正子に外への興味がしっかり出てきたために、一番の懸念だった両親との不仲に対してもじっくりと取り組んでみようという見込みが持てたことが一番安心なのだと話した。

こうして質問がすべて終わったところで、メンバーは半年先の未来から半年前の現在に戻り、これから現実に行う協働作業を確認した。そこで、内科の受診に雄二とさとみが日程を調整すること、夏前に雄二と幸子が部屋のカーテンの購入に付き合うこと、さとみと妙子で居場所を探しに正子と同行すること、筆者が知り合いの編集者に小説を送ること、今回のミーティングについて妙子が家族に知らせることなどの支援のための行動が日程も含めて決まった。実際のミーティングは三時間近くを要したが、全員がしっかりと相手の話を聞き、自分の考えを思う存分話せた感覚をもった。ミーティング後の半年間、実際に各々のメンバーは自発的に活動し、メンバー全員の希望によってフォローアップ・ミーティングが開かれている。

今回のＡＤでは、ある支援チームの組み方に変更があり、新旧の支援チームのメンバーの間に溝ができており、チームがうまく機能しないという状況で行われた。どのメンバーも十分に真摯に関わっていたものの、本人の意向や気持ちを聴けるのは旧来のメンバーであった。そのために、今後の生活範囲の拡大のために必要な新しいメンバーに対して、旧来のメンバーが間に入って指示を出すという形になり、支援に混乱が生じていた。

支援の専門家は、どのような職種であれ、自分たち専門職がするべきことに合わせて当事者を見る。そのために、支援者の見方や行為は当事者のニーズからすれば的外れであったり、支援者相互が自分たちが問題と思っているところにばかり関わって、互いに矛盾する行為を行っている可能性がある。そのために支援がうまくいかないと、往々にして問題はすべて当事者の側にあるのだとされてしまう。ＡＤが効果を発揮するのは、このような状況に陥っている支援チームに対してである。ＡＤでは当事者自身のニーズに焦点を当て、それが未来において充足しているという状況を仮想し、その未来の時点から、当事者自身と支援者それぞれが当事者のニーズを充足するためにとった行動について「想起して」話す。ファシリテーターは、「問題の解決」ではなく、「ニーズの充足」に向けて行われた支援者たちの行動を、いつ、どのようにしたのかを明らかにするとともに、その行為を他の支援者と結びつけていくことでネットワークが自然に生じる。

実際にＡＤミーティングを経験すると、このような自然さが明確に実感される。はじめはまるで狐につままれたような感じすらするのであるが、出来上がった現実の協働作業の目標は、純粋に当事者のニーズに沿ったものなので、支援者同士の思惑の入る隙がなく、実に円滑に協働作業へと踏み出すことができる。

三　ＡＤと「場」の概念

このような感覚は、一言でいえば我々が（専門家としての）意図をもって呻吟しながらつくりあげたのではなく、気がついたらできていた、そうなっていたというものである。トムらは、これを「場」が「境界を乗り越え、その境界上に新たな領域をつくりだし、個々の行為者の限界を超え……〈対話〉を、異なる立場にいる人々のあいだに生み出」すと表現している。実際、経験した我々も実習の中でうまくいかないことがあると、「場の力を信じよう」と言い合った。トムらは、この場は競技場（アリーナ）や古代ギリシアのアゴラのようなものであるとして、日本の西田哲学や組織論も引用しながら「場」の概念を説いている。(5)この点を補完して本稿の簡単な考察とする。

トムらの説く場の理論では、まず場という実態があって、その場に参入する個人が相互作用を起こすことで変化を生むと主張される。「場という実態」とは、例えば企業では会議という場所と時間の枠組である。しかし、このような理解では、場は最初にすでに組織されてあるものとなり、そうなるとそれを組織するリーダー、つまりその場を掌握している者が必要となってしまう。そして、専門家は各々の専門的視点から見た当事者やその状況の「問題点」をあらかじめ検討して、その解決のための「意図」をもって場に臨む。これは病院などで行われる従来のカンファレンスの形式と同じである。我々がADによって経験したような、従来のカンファレンスにはない自由さや自然に生じる協働性の感覚や実感を説明できない。

このような違いが生じる理由は、二つあると思われる。一つは、ADで行われる対話では、あくまでも当事者のニーズが中心であり、それ以外のさまざまな「意図」は脇に置かれることである。いったんADを始めると、自分たちがあらかじめ持っていた専門家としての視点から見た問題性やその解決法は、自然に放棄されることになる。専門家の視点からあらかじめ抱いていた解決策が我々自身を縛っていたのである。当事者のニーズに対して「それは実現困難だよ」と言ってしまうのがその良い例であり、このような言動によって実は我々自身の選択の幅を狭めているのである。

二つめは、すべての関係者が対話の場に直面することによって、我々の言動が自然と相手の言動に影響されながら対話が行われるということである。ケースでも描写したように、ファシリテーターも支援者同士の協働作業に焦点を当てて対話を促す。あなたはそれを誰に助けられてしましたか、というように。ADの場に参加した我々は、当事者のニーズに引き込まれ、他の支援者の言動に互いに添いつつ考えるのである。

このようにして「場」自体が、それぞれの個のものの見方を持った個人が集まってそこで問題を同定して解決しようとする「競技場」や「アゴラ」ではなく、「場」自体も新たな見晴らしを持つものに変化する。そして、その場の力がまた個人の言動を変化させる。各個人とその集まりである「場」は、ともに全く新たなものになる。このような場と個人のともに起こる変化については、理論社会学者・桜井洋の「社会場」の理論が明らかにしている。(4) 桜井によれば、ソーシャルネットワークは「相互に志向し依存する人々の構造の結晶体」であり、同時に「個人は場の運動として結晶化する」のである。

行為者が行為を「する」ことによって対象の変化が生じるという、主体があって初めて世界が構築されるという見方（存在する「我」をすべての自己原因とするコギト主義）は、西洋的な主体思想が骨がらみになった社会の見方である。桜井の場の理論では、全体を分節化せず「する」主体を析出することのない「なる」という自動詞が、個人と社会の関係性をうまく表しているという。そのような場では「不確実性（contingency）は縮減すべき対象ではなく、秩序の源泉とみられる」。ＡＤの場に沿って言えば、はじめ当事者・専門家のそれぞれは、それぞれ別個の背景を担ったエージェントとして場に混乱をもたらしている。そこに、当事者のニーズと参加者の相互依存というＡＤの構造を与えられることによって、参加者は当事者が思う未来に「あえて乗る」ことになる。すると、新たな「可能性のうず」が生じ、参加者はそれに「ひきこまれ」、協働するネットワークという新たな秩序が生まれるのである。

四　ＡＤと中動態の世界

では、おのが職務として「何かをする」ことを意図していた我々は、どのようにしていつのまにか自然にネットワークに「なる」という感覚を得るのであろうか。我々支援者は最初は現状にある「問題」に対してそれを専門的に解決するという意図をもって、あるいはそのような策が見つからないために困惑してミーティングに臨んだ。それぞれの意図や躊躇は錯綜しており、かえって支援を混乱させているように思われた。このような時、従来のカンファレンスでは、支援者の誰かがリーダーシップをとって意見をまとめていくが、多くの場合はその結果として生まれる一致は表面的なものである。なぜならリーダーにとっての問題は解決しても、他の支援者にとっての（あるいは当事者にとっての）問題は解決しないからである。そして、解決しない問題を抱えたまま、他の支援者が「問題」と見ていることにかかわることになった支援者（当事者）は、「する」はずだった自分の意図が挫かれて、「させられる」行動にとって代わる。

だが、ＡＤではこのような「させられ」感は生じない。それどころか、ミーティングに参加した全員からフォローアップ・ミーティングが提案されるまでにチームとしての一体感が生まれる。このように能動的に支援を「する」ことを強いられていることから自由になり、誰もが受動的になることなく、参加者たちは支援チームに「なる」ということを理解するのに、「中動態」という考え方が参考になるだろう。

國分功一郎はさまざまな依存症がその始まりも治癒も本人の意図や意欲でもないところから発するように見えることに注目し、中動態という現代では失われた文法的態の存在からそれを理解しようと試みた(3)。我々の行為には、能動態で表現されるものに収まりきれず、かといって受動態でもないものが多く、主要な言語にある能動と受動の因別では表現できない。しかし、古代印欧語でも日本語でも、実は能動態は「中動態」と呼ばれる態に対立していた。それが、近代以降特に顕著になったように、あらゆる行為を主体が対象に何かをなすことという主体を中心とした世界観の確立によって中動態が失われたことを國分は考証している。このような現代言語は能動と受動を区別せずにはやまず、常に行為の帰属先を求め能動か受動かを選ぶようになる。その言語を通じて形成される我々の世界観もそのようなものになっている。我々の関心に戻れば、このような世界観こそが、専門家が対象をコントロールすることを当然のこととして疑わせないのである。

中動態の痕跡は現代の言語の様態の中にも残されている。國分の主張を補完しているのが言語学者の池上嘉彦が指摘する、物事が「自然の勢い」で生じることを表す日本語の「なる」という自動詞であり、池上はこれを「する」ことを中心にした英語とは対照的であるとしている、この「なる」という表現は全体を分節化せず全体の様相が変化することを表し、誰がそうしたのかという主体を析出しない。

ＡＤのミーティングの場で生じることは、このような「なる」感覚であり、そこには問題を同定してそれを解決「する」という専門家がまとっている姿勢は脱ぎ捨てられている。当事者の側にも、専門家が往々にして「振り回される」という感覚を抱くような現状の打破を求める焦燥や不安が存在しない。ＡＤにおける「未来に飛ぶ」という操作は、このような世界、つまり中動態的パースペクティブによる世界を現出させるのである。

もちろん、ＡＤの最後に我々は現実に戻って、それぞれがこれから行う自分自身の行為に責任を持つことになる。しかし、その行為はミーティング以前にあった専門家としてせねばならぬと定められている職務として遂行「する」行為ではなく、当事者のニーズに合わせて自らが選び取った行為と「なっている」のだ。

おわりに

フィンランドで生まれたＡＤは、多職種がかかわることで混乱を生んでいるケースについて行われるダイアローグの方法である。ＡＤミーティングでは我々の専門家としての先入見が払拭され、支援チームは当事者のニーズに沿った協働作業を行う新たなネットワークにごく自然の勢いで「なっている」。この創発過程は、「未来に飛ぶ」「未来を想起する」という特異な方法によって生まれるのであるが、それは専門家として問題を操作することを強いられている我々の専門性を脱ぎ捨て、ミーティングの場から自然に「なる」ものであった。ＡＤの持つこのようなネットワーク形成の可能性は、我々が「場の力」を信じる時にさらに「なり」やすく、中動態的な世界観を体得することでより発展させることができるのではないだろうか。

文献

（1）ダイアローグ実践研究所ホームページ（http://www.dialogical.one/）

（2）池上嘉彦『「する」と「なる」の言語学―言語と文化のタイポロジーへの試論―』大修館書店、一九八一

（3）國分功一郎『中動態の世界―意志と責任の考古学』医学書院、二〇一七

（4）桜井洋『社会秩序の起源―「なる」ことの論理』新曜社　二〇一七

（5）Seikkula, J. and Arnkil, T.E.: Dialogical Meetings in Social Networks. Karnak Books, Ltd, London, 2006.（高木俊介、岡田愛訳『オープンダイアローグ』日本評論社　二〇一六）

（6）白木孝二「フィンランドからのもう一つの贈り物―未来語りのダイアローグ―」精神療法　四三巻、三三九－三四五、二〇一七

オープンダイアローグをACTに取り入れる

はじめに

オープンダイアローグに対する期待が、精神医療・福祉のあらゆる分野で高まっている。オープンダイアローグには、その精神療法的な内容面（オープンダイアローグの詩学、対話実践）とフィンランドにおける制度的な面（オープンダイアローグ・システム）の二側面がある。前者については、精神医療で精神障害者を対象として行う方法を超えて、ほとんどあらゆる対人援助の場面についての応用・適用が可能であると思われる。

オープンダイアローグの精神療法的側面は家族療法に淵源をもち、特に北欧で発達したさまざまな技法が影響している。私見では、これまでの精神療法のエッセンスの集大成といったおもむきがあり、決して革新的な方法論というわけではない。（もちろん、幻覚妄想の内容について詳しく聴く、本人のいないところで治療の決定をしないなど、精神病の治療について従来の公式的見解とは正反対のところも多い。しかし、それらも個々の内容では、少しずつ違った言い回しではあるが、多くの優れた精神療法家によって主張されてきたものである。）

それに対して、オープンダイアローグの制度的な側面は、それを日本の精神医療の現状に適用しようとすれば、たちまちのうちに無力感に襲われずにはいられない。制度としてのオープンダイアローグの肝要な点は、それが急性精神病状態というクライシスに対して、それが生じた時に即応してオープンダイアローグ・チームが組織され、そのチームが地域全体に責任を持っているということである。これは、後述するように従来の精神病院への入院を中心に据えたわが国の精神医療システムの中では、まったくの夢物語と言ってよいようなことである。そのことから、オープンダイアローグを実践するにあたってＡＣＴ（包括型地域生活支援）という方法を、その枠組みとして使えないかという期待が生まれる。

だが、両者は方法論的にも支援の内容にも異なるところが多々あり、その両者を関連づけるにあたっては慎重な検討が必要である。そして、その検討を抜きにした安易な妥協は、両者の重要な機能を台無しにしてしまう可能性がある。現在の精神医療の貧しさを考えれば、あまりお堅いことは言わず、両者の有益なところを折衷すればよいではないかという意見もあるかもしれない。しかし、一般に実践の枠組み（システム）がお粗末なままでは、いずれそれは内容（対話実践）にまで影響してしまうのは避けられないだろう。

以下は、ＡＣＴという方法自体が本書の読者には馴染みがないことを考え、まずはＡＣＴの説明からはじめたい。（心理療法の領域ではＡＣＴといえば、むしろ Acceptance and Commitment Therapy を思い浮かべるのではないだろうか。）また、オープンダイアローグについては、以下ＯＤと表記する。

一　ＡＣＴ（包括型地域生活支援）とは何か

ＡＣＴ（Assertive Community Treatment：包括型地域生活支援）とは、「統合失調症を主とする重度精神障害者の地域生活を、医療と福祉の多職種からなるチームによる生活現場への訪問（アウトリーチ）を中心とする支援体制」である。

それは、一九六〇年代後半に、米国ウィスコンシン州マディソン市メンドータ州立病院における脱施設化の試みから生まれた。以後三〇年以上に及ぶ調査研究から、入院期間の減少や居住安定性の改善、サービスに対する満足度の向上などの効果が証明され、現在までにアメリカでは三五の州に何らかの形で導入されている。さらに、カナダ、英国、スウェーデン、オーストラリア、ニュージーランドなど多くの先進諸国では、脱施設化を進めるための地域精神医療体制の重要な要素としてACTが導入されている。

ACTチームは、精神科医、看護師、精神保健福祉士、作業療法士、臨床心理士、就労支援専門家など多彩な顔ぶれの多職種からなる。これらのスタッフが定期的に、あるいは必要に応じて、利用者の自宅や職場に訪問して、医学的治療、広範な生活支援、レクリエーション、リハビリテーション、就労支援、家族支援など精神障害者の療養と支援に必要なあらゆる支援活動を行うのである。さらに、急性増悪期には二四時間三六五日の危機介入を同じチームが受け持つ。

このような支援体制は、特に医学的治療を要する疾患と日常生活上のつまずきをきたす障害が表裏一体となって存在している統合失調症のような精神疾患の回復に対して大きな意義を持っている。つまり、①多職種による多角的支援、②チームによる継続的支援、③アウトリーチによる生活現場での支援、④二四時間の危機介入という特性が、「安全保障感」に乏しい統合失調症を持つ人たちにとって心強い助けとなり、その基盤の上に、障害を乗り越えて生活を営んでいく「リカバリー」が生まれる。

ひとつのACTチームは一〇〜一五人のスタッフからなり、スタッフ一人につき利用者数はおよそ一〇名である。各スタッフは一〇人程度の利用者の主担当者となってケースマネージメントの責任をもつ。主担当者は、他のスタッフ二、三人と各利用者の支援を行う。この小さな担当チームをITT（Individual Treatment Team：個別援助チーム）といい、ミーティングを密に行い時期に応じた適切な支援を提供する。このように職種にかかわらず利用者への責任を持つＡＣＴでは、スタッフ間で自由に意見を言える雰囲気と平等性が大切である。医師を頂点とした堅固なヒエラルキーのある病院医療の思想や雰囲気を、ＡＣＴに持ち込まないことが大切である。特に疾病管理ばかりが目的とされているわが国の精神病院収容が中心の思想がそのまま行われたならば、地域を疾病管理・生活管理の場にしてしまうであろう。

ＡＣＴの現場では、自らが判断して動く主体性が各スタッフに求められる。自分の職域に固執すると援助の迅速さが損なわれ、スタッフ相互の依存と牽制によってチームの運営は萎縮する。ＡＣＴでの専門職のあり方は、必要なあらゆることを現場のスタッフ自身の責任で行う「超職種」でなくてはならない。

各ＡＣＴチームがその支援の質の水準を保つためにチーム構造を客観的に評価するための基準として、「フィデリティ・スケール（標準モデルへの適合度評価尺度）」が開発されている。これによって、ＡＣＴによる支援の質が保証されており、同時にこの尺度によって基準にかなうことが経済的基盤を得るための条件となっている。

残念ながら日本におけるＡＣＴの現状は、諸外国のように制度化されることはないままである。そのために、ＡＣＴの実現は個々の支援者の熱意と創意にかかっている。幸いなことにこの二〇年で、それぞれ運営に工夫をこらしたＡＣＴチームがいくつかこの国にも誕生している（コミュニティ・メンタルヘルス・アウトリーチ協会ＨＰ Outreach-net.or.jp 参照のこと）。このようなＡＣＴの実践状況は、やはり一から始めなければならないＯＤにとっても参考になるであろう。

二　オープンダイアローグ（ＯＤ）とは何か

ＯＤは一九八〇年代の初め、フィンランドのトルニオにあるケロプダス精神病院という小さな病院で生まれた。開発者のセイックラ（Seikkula）らは、病院での治療方針を立てる際に、それまで行っていたスタッフだけの事前ミーティングをやめて、計画も治療も最初から当事者を含むオープン・ミーティングで行うことを決めた一九八四年がＯＤの誕生年であったという。これは、従来の精神医療システムを患者や家族を中心にしたものに変えていこうとする試みの一環として行われた。このような精神医療システム全体の改革を行うという背景のもとでＯＤが誕生したことは、ＡＣＴがアメリカにおける脱施設化運動の中で生まれたことと（時代的には一歩遅れているものの）ほぼ平行している。

その後の試行錯誤を経て、ＯＤは次第に一精神病院における治療から、患者・家族を囲む地域ネットワーク全体で彼らを支援するシステムへと発展していった。こうして、診断のいかんにかかわらず、精神病的危機にあるすべてのケースに対する支援システムが一九九〇年までに完成することになる。このシステムによれば、精神病的危機が生じた時に二四時間以内に専門スタッフからなるチームが編成され、患者・家族とのミーティングが招集される。このミーティングには、地域のソーシャルワーカーやその危機に関連した重要人物（例えば職場の上司、学校の先生など）など患者・家族自身のもつソーシャルネットワークが集められる。治療チームは、その危機が解消されるまで同一チームで責任をもって、必要ならば毎日でもミーティングを行う。このようなシステムは、七つの主要原則としてまとめられている。それは、①即時に応じること、②ソーシャルネットワークを引き入れること、③個別で具体的かつさまざまなニーズに柔軟に対応すること、④責任をもって対応すること、⑤心理的な連続性を保証すること、⑥不確かさに耐えること、⑦「対話（ポリフォニー）」が行われていることの七項目である。これらは、ＡＣＴの組織におけるフィデリティ・スケールに対応していると言ってよいであろう。

ＯＤは、このようにコミュニティベースの治療システムであるということが重要である。同時に、そのシステム内、とりわけ治療ミーティングのなかで生じる対話実践という側面（ＯＤの詩学）がある。後者は、対話実践における一二の基本要素としてまとめられる。①二人（あるいはそれ以上）

のセラピストがチームミーティングにいること、②家族と社会ネットワークが参加すること、③開かれた質問を使うこと、④クライアントの発言に応答すること、⑤今この瞬間を重視すること、⑥多様な観点を明るみに出すこと、⑦対話のなかで関係が強調される点を使うこと、⑧問題発言や問題行動に淡々と応答し、その意味に注意深くあること、⑨症状ではなく、クライアント自身の言葉と物語を重視すること、⑩治療ミーティング内で専門職同士の会話（リフレクション）を行うこと、⑪透明であること、⑫不確かさに耐えることの一二点である。

これらの一二点のうち、①複数のセラピストの参加という点は、主要原則の七点に付け加えてもよいシステム的側面をもっている。また、②ネットワークの参加、⑫不確かさに耐えることの二点は主要原則と重複している。他の九点が、純粋にＯＤの詩学、つまり精神療法的内実といっていいであろう。

一読してわかるように、これらは精神療法の基本中の基本と考えられているものとほとんど一致しているか、あるいはナラティヴセラピーを直接に取り入れたものである。ただし、ＯＤは従来のナラティブの理論に加えてミハイル・バフチンの思想に大きく依拠したものであることは押さえておかなくてはならない。ここでの詳述は避けるが、そのバフチンの思想の中心となるのは「ポリフォニー」である。ポリフォニーとは、眼前の現実を構成しているさまざまな観点（パースペクティブ）が、どれかひとつ、あるいは優位に立っている観点に収斂させられることなく、その多様性のままに共有されることである。ＯＤが従来のさまざまな家族療法をはじめとする精神療法のエッセンスを取り入れて発展していながら、それらと決定的に異なるのは「ポリフォニー」をミーティングの場で実現することにある。もちろん従来の精神療法も患者の内的世界を豊かにするという意味では、患者の内的世界にポリフォニックな観点をもたらすのであるが、ＯＤの治療ミーティングでは、それが治療者と当事者の集まる場という「現実に」もたらされるのである。そして、この現実にポリフォニーが生じる場＝環境を保証するものが、七つの主要原則なのである。

三　ＡＣＴとＯＤは実践をともにすることができるか？

以上、ＡＣＴとＯＤについてそれぞれの概略を述べた。

現在のところ、わが国ではＡＣＴは診療所と訪問看護ステーションのアウトリーチ機能を組み合わせて、診療報酬上の採算にのせることができ、欧米のようにＡＣＴチームに対する直接の財政基盤がないところでかろうじて成立している。ＯＤはまだ日本では紹介されたばかりのところであり、いくつかの散発的な実践は試みられているものの、多くはその実践方法について模索中である。また、対話実践としてのＯＤは、普段から行われている日常実践の中で、そのエッセンスや精神を取り入れようとする努力は、さまざまなところでなされている。現在のところ、ＯＤのシステムをうまく働かせるための経済的基盤はみつかっていない。

ＡＣＴもＯＤもその実践の場は、利用者（当事者、家族）が普段の暮らしを営む場である。そして、どちらも例えば職場で問題があれば職場に赴くなどの機動性をもっている。この点で、アウトリーチという制度が整っていない日本では、ＡＣＴのシステムの中でＯＤをもっとも原型に近い形で取り入れることができるのではないかという期待が生まれる。しかし、以下に挙げるいくつかの点について十分に検討がなされる必要があると思われる。

１　対象者について

ＡＣＴの対象者は、重度精神障害者であり、具体的には統合失調症を中心として、従来の精神医療システムの中では支援が行き届かず、頻回に入院を繰り返していたり、すぐに治療中断に至るような人たちである。それに対して、ＯＤの対象者は、現在はさまざまにその対象を拡張しているとはいえ、基本的には急性の精神病的危機にある患者とその家族である。ＡＣＴも急性期の危機対応を行うが、現在の日本のシステムの中で行われているＡＣＴはいわゆる精神科救急ではないので、ほとんどの対象者が慢性重症者である。そのかかわりの中で、すでに関係が構築されている対象に対して危機介入を行うのである。ＯＤのように、急性精神病状態における危機対応を機動的に行うための、人的・経済的基盤はない。できるとすれば、それまで継続的にＡＣＴで支援している慢性重症者が急性増悪した際に、担当チームがＯＤミーティングを行うという形になるであろう。もちろん、対話実践としてのＯＤをＡＣＴの普段の支援の中に応用していくことは可能であり、他の医療・福祉のシステムと違って、アウトリーチとして行うことに一日の長があるだろう。

２　支援目標の差異について

ＡＣＴの支援目標は、重度精神障害者が地域で暮らしていくことである。そのためには、生活全般にわたる支援が必要になる。つまり、まさにＡＣＴの邦訳が「包括型地域生活支援」であるように、ＡＣＴは生活支援のための組織である。その一部として、心理的な支援がある。逆にＯＤは、そこで行われることは対話実践であり、当事者・家族の問題を治療者が共有するという、非常に心理的な支援である。もちろん、ＯＤにかかわるスタッフもミーティングの場の外ではさまざまな生活支援を行うであろうが、それはＯＤのシステムの外の仕事であろう。

日常的な生活支援を継続的に行うＡＣＴのスタッフが、ＯＤという心理的支援に特化したものにかかわることによって、人間関係の混乱が生じることが危惧される。ＯＤは従来の精神療法のように治療の場の構造や対話の距離を問題視せず、むしろかえってそれを否定し乗り越えようとしているように思われる。しかし、それは例えば治療者の複数制のような構造であったり、対話実践における厳密な精神療法的配慮を背景にしている。この他我の違いについてよく検討することなしに、

ＡＣＴとＯＤの両者の実践を交わらせることは、ＡＣＴのチームにもＯＤの治療者チームにも混乱をもたらすかもしれない。

また、ＡＣＴも利用者中心を理念として、ストレングス・モデルを取り入れるなどしており、少なくともチームの中での職種による上下関係を否定している。それでも、従来の医療モデルが組織原理のひとつになっており、事前の方針を決めるミーティングは情報共有とチームの動きが相矛盾しないためにも必須といってよい。ＯＤのように、そのようなミーティングを否定することは、ＡＣＴチームとしてのチーム性を否定することになりかねない。

この点については、筆者の杞憂である可能性も高い。ＡＣＴもＯＤも、ともに治療者と対象者の間の権力関係を否定した、いわば平場の人間関係を理想としているところからすると、心配すること自体が問題なのかもしれない。しかし、両者ともに実践経験が決定的に不足しているわが国の状況からすれば、少しずつ確かめながら、とにかく実践をしていくということが大切であることは間違いない。

3　財政的基盤について

ＡＣＴもＯＤも諸外国では自治体レベルで実践されており、財政的基盤も公的なものである。日本で試みられているＡＣＴは、多くの場合、健康保険制度による診療報酬にのっとった形であり、出来高払い制である。しかも、その制度は、主に医師の働きに対して支払われ、コメディカル・スタッフの働きがほとんどと言ってよいほど報酬に反映されず、あっても医師の指示によるという制限がついている。

ＯＤの治療者の複数制という対話実践の基本要素に対して、それを経済的に保証する制度はなく、多くの場合は治療者側の持ち出しとなる。このような点をどう克服できるかが、ＯＤシステムを日本に取り入れる際の要諦になるであろう。

おわりに

繰り返しになるが、日本ではＡＣＴもＯＤも、いまだに十分な経験もなく、実践を保証する経済的基盤もない。したがって、しっかりとしたシステムのない中で互いの理念と長所を取り入れあい、精神医療・福祉の向上に役立てなければならない。しかし、その際安易に両者のできるところだけを拾い上げて混交するのではなく、その理念、技法について十分な比較検討が必要である。

なかなか変わらない日本の精神医療の現実を変えていくには、思想は厳密に、実践は大胆にという態度が必要である。逆であれば（往々にしてそうであるのだが）、よい結果にはならないであろう。

文　献

（1）高木俊介『ACT‐Kの挑戦—ACTがひらく精神医療・福祉の未来』批評社、二〇〇八
（2）セイックラ、アーンキル（高木俊介・岡田愛訳『オープンダイアローグ』日本評論社、二〇一六）
（3）Olson M, Seikkula J & Ziedonis D, Version1 1 : September 2, 2014 http://umassmed.edu/psychiatry/globalinitiatives/opendialogue/

ダイアローグと多職種連携、そしてアサーション

――多職種連携のための場をつくる――

以前僕が訳した『オープンダイアローグ』（日本評論社）という本は、原題を"Dialogical Meetings in Social Networks"という。オープンダイアローグ（ＯＤ）を日本にまずは紹介したいという意図から、あえてこの原題――「ソーシャルネットワークにおける対話ミーティング」をはずした。今、ＯＤや「未来語りのダイアローグ」（Anticipation Dialogue；ＡＤ）について講演やワークショップでその著者たちから直接学んでいくと、彼らがそれを理論としてではなく、生き方として身につけているものであることがわかる。その視点からあらためて原題を訳すとこうなる。

「さまざまな社会的つながりの中で対話的に出会い続けること」。

対話的な出会いとは、他者を他者として尊重しながら、自分の生き方を実現していけるようなつながりをもつことだろう。僕は精神療法と言われるものはすべて、究極このひとつのことを目指し

ていると思っている。「療法」とつくと、つい、ある人の問題を個人の中で解消して社会への適応を目指すものと考えがちだ。これは、精神療法が、現在の先進国が急速に近代化される発展期に生まれ、都市生活者の疲弊を支えるものとして重用されてきたことから生じた原罪のようなものだ。だが、多くの社会が豊かさを実現し、その中での個々人の多様な幸福を保証すべき成熟社会となった現代では、対人支援は社会全体を人間にとってより生きていきやすいものにすることを通して、個々人の人生を支えることをめざさなければならない。

この時、精神療法の知恵は、自分自身が手にしたり他者への癒やしとして用いたりして、この社会を生き延びていくための杖となる。ＯＤやＡＤがそうであり、当然、アサーションもそうだ。

＊＊＊

と、ここまでは威勢がよい。だが、精神療法について語るとき、いつも僕の中に斜な構えがムクムクと湧いてきて、一〇〇年前の文豪のかの有名な言葉をぶつけてみたくなるのだ。

「智に働けば角が立つ。情に棹させば流される。意地を通せば窮屈だ。兎角に人の世は住みにくい」（夏目漱石『草枕』）

これを「精神療法的現代語訳」にするとこうなる。

「分析的理解ではどうも話が硬くなってギスギスする。マインドフルネスをやってふわっとしたら世間の風に流された。アンガーコントロールで怒らずにいたら不満がくすぶってやっかいだ。とかくに人間関係の網である人の世は住みにくい」

もちろん、たまたまここに挙げた個々の精神療法的なかかわりに、そのつど効果があることもわかっている（名前を挙げられた精神療法を行う方々は気を悪くなさらないでほしい）。だけど、なおそれらをもってしても、多くの他者たちに囲まれている僕たちが日々被るこのいらだち、もどかしさ、そして悲しみは消すことができない。そう、僕らはいつもこの世に住みにくい思いをしている。

＊＊＊

この世の住みにくさを、僕たち自身が属して対人支援の仕事をしている組織の中での居づらさにまで絞っていくと、多職種連携の話になる。現代社会の中では、対人支援の仕事の多くは専門化している。援助を必要とする人が抱える問題が複雑化すれば、それだけ必要な専門家の数は増えて多職種連携が必須のものになる。

だが、多職種連携、多職種によるチームというものは、正直多くの専門家にとっては「兎角に住みにくい」場なのだ。例えば僕たちは毎日のようにこんな多職種ミーティングを繰り返していないだろうか。それぞれの機関が私たちこそがこのケースをわかっているのだと言い合っている。誰でも納得できそうな見方を言うだけで、本音を言えないでいる。みんなでやろうと言いながら、自分はできるだけ身を隠そうとしている。お互いの役割を知らないままあいまいな話をしている。互いに相手のかかわり方への不満をあてこすっている……などなど。実はこれらのミーティングの例は『オープンダイアローグ』の本からとっている。どうやら日本でもフィンランドでもチームづくりの悩みは一緒のようだ。かように多職種連携は難しい。

このような状況を打開するために、フィンランドではダイアローグの方法をさまざまな場面で取り入れようとしてきた。その一環にODやADがある。それは、社会全体を民主主義的なものにしていこうという試みだ。実際、僕らがADの創始者であるトム・アーンキル氏を京都に招いて集中トレーニングをした時も、彼がもっとも力をこめて語ったのは民主主義を守り育てようという真摯なメッセージだった。

そのような強い意志、組織やシステムの中で個人の自由と平等を守り育てようという民主主義的な思想のないまま、多職種連携を用いた対人支援チームをつくるとどうなるか。結果は見えている。従来の組織の中にあったヒエラルキー、力関係が、チームの統率力、リーダーシップの名の下に堂々と持ち込まれるのだ。このことは、従来の精神病院や大きな施設の中で何かのプロジェクトを立ち上げたり個別支援チームをつくったりしようとした経験を思い浮かべれば、誰にでも思い当たるところがあるだろう。たまに、意欲的な、悪く言えばちょっと跳ねっ返りのコメディカルスタッフがいて、利用者個人のニーズを汲んだ方針を主張する。そして、例えば医師の方針と対立した時を想像してみよう。彼、彼女は、短気な医師の逆鱗に触れたとして、当然のように丁寧にチームから外されるだけだろう。結果は、チーム全体が萎縮し、ますますひとりのリーダー、多くは医師の言うがままになり、かんじんの当事者の声はどこにも聞かれなくなる。いつもどおり、病院や施設の都合にあわせた誰の顔も見えない支援がまかり通る。

このような場で一人、アサーションを学んだスタッフがいたとして、その学びを使えるだろうか。ダイアローグをしましょうと提案したとして、誰が耳を貸してくれるだろうか。一人一人がダイアローグを心がけ、アサーションをうまく用いることで組織全体が変わっていくのだと言うかもしれない。正論は確かにそうだろう。だけど、一対一の人間関係から多数の人間関係になると、その複雑さと人を縛る力は相手が一人増えるたびに幾何級数的に増えていく。（もしかしたら、このことが精神療法を一対一の関係に限定してきた理由なのかもしれない。集団精神療法というものがあるではないかと言うかもしれないが、治療者とクライアントの関係の非対称性は治療共同体に至ってもうまく解決できたとは言えない。）そして、ダイアローグにせよ、アサーションにせよ、自分が変わるという気づきこそが相手と対等にうまくやっていくための出発点である。組織ヒエラルキーの強烈な磁場の中で、自分を変えることは困難だ。自分を変えないことが正当な自己防衛だからだ。

だから対人支援チームで多職種連携をうまくやっていくためには、多職種連携の場——まずは多職種の人たちが集まって話し合うミーティングの場から、多職種の人たちが協働する実践の場までのさまざまな場を、メンバー各自にとって自由で安心できる場にしておかなくてはならない。誰がするのか？　これは一人ではできないと僕は思う。一人で始めればその一人の人の持っている地位がすべてを決定してしまうからだ。少なくとも組織の中のヒエラルキーの位置が違う二人で始めることが大事である。その二人が、平等であるべく徹底して話し合っておくのだ。（例えば、もし病院の医師と看護が最初の二人となって地域機関との連携をしようと思えば、この医師と看護が徹底的に自由で平等な関係をつくっておかなくてはならない。余談だが、だから「先生」という呼称は害悪なのである。）その二人の、ダイアローグの場をつくるという強固な意志を、少しずつ場のメンバーに広げていく。

最初の二人が平等であることもまた、容易ではない。それを維持するための組織とかシステムには、常にヒエラルキーが存在しており、それが、おそらくこの世の住みにくさの多くの源泉だろう。そのヒエラルキーの中を、少しでも自由にふるまいながら、それをゆるめてゆく力量が必要だ。だから多職種が行うmeeting、それは名詞ではない。自在に行き来して出会い続けるという、動詞なのだ。

このようなあり方に自覚的となった時、その姿勢は多職種連携をする他のメンバーに広がっていく。それは、最終的に当事者たちが暮らす場を自由で安心できる場にする支援となるだろう。

その最初の、断固たる対話への意志をもった協働の関係の立ち上げに、アサーションのアートは、おそらくとても役に立つ。そして、そのような場作りのうまい人は——そういう人は希有ではあってもいろいろなところにいる——アサーション的な人間関係を自然につくっているはずなのだ。

これがダイアローグをめざす僕からの、アサーションへの敬意をこめた挨拶です。

「トラウマの時代」の対人支援とオープンダイアローグ

一　はじめに

「対人関係や感情が不安定となりやすい」複雑性ＰＴＳＤ患者の診療で治療者が受けるダメージについて、青木（二〇一九）は「この『怒り攻撃』には破壊力があり、その日の診察の後にボディーブローのように効いてきて、ぐったりとする」と記している。そして、複雑性ＰＴＳＤの患者は「人的、経済的に追い詰められ」ることが多いために、その人たちの治療には幅広いネットワークが必要であるが、「日常生活場面での接触時間が長くなると、一つひとつの言葉や振る舞いが刺激となり、彼らの怒りや不信を引き出す」ために、ネットワークによる支援は困難になりやすいという。

これは、精神障害者の地域ケアシステムがようやく整いはじめたところに、複雑性ＰＴＳＤを抱えた障害者が現れるようになったことから現場に浮かび上がってきた、地域メンタルヘルスケアの新たな課題である。本稿では、このような現状を記述し、それへの対処としてオープンダイアローグ（ＯＤ）などダイアローグの実践が有用であることを述べる。なお、本稿における複雑性ＰＴＳＤについては、診断基準にのっとった疾患単位を具体的に指すのではなく、その周辺も含めてトラウマによってさまざまな生活の困難をきたし、支援を要する状態として広くとらえる。また、個人的な疾患としてのＰＴＳＤと、社会現象に浸透するＰＴＳＤ的傾向を連続したものとして考察する。

二　対人支援者の傷つき

身体障害や知的障害者支援においては、支援者（介助者）が仕事の現場で受けるダメージは「燃え尽き症候群」として以前から問題にされてきた。だが、その多くは、医療・福祉労働における労働問題や、「感情労働」という特殊性から考察されるにとどまっていた。最近になってようやく、「支援者の痛み、傷つき」という問題を障害当事者－支援者の関係から捉えようとする論考が出始めた。その先駆のひとりである渡邉（二〇一八）は、障害当事者の介助を困難にし支援者に精神的ダメージを与える言動は、障害者自身がその障害を背負った歴史からくる複雑性PTSDの現れであるとみる。そして、それに対して支援者が被る「痛み、傷つき」はいわゆる二次受傷であることを、ハーマン（Herman, J. L.）の『心的外傷と回復』（一九九二／一九九六）を読み解きながら考察している。このような考察は、渡邉も言うように、一見すると障害者の言動を否定することにつながるためにこれまではタブー視されてきた。だが、このような視点なしに今後の障害者支援が継承できないという危機意識が、渡邉をはじめとした福祉介護の世界に生まれつつある。その大きな契機は、一九人の障害者が殺傷された相模原障害者施設殺傷事件であり、その犯人が、その施設で働いていた支援者であったことに多くの障害者、支援者が激しいショックを受けたことである。

高橋（二〇一七）は、この事件を自身の経験と引き比べながら、現代福祉社会のシステムには、支援者自身が暴力的になってしまう契機があるという。障害者総合支援法に支えられた現代の障害者支援システムは、障害当事者とこれまではボランティアとして障害者の介助を行ってきた健常者が権利獲得運動として共闘しながら勝ち取ってきたものである。しかし、法制定後そのサービスは、「消費者・契約主体である障害者が、貨幣を媒介にして介助者を使用する」関係に変わった。一方で、現実の社会は障害者と支援者の力関係は後者が圧倒的に強い非対称性を残してデザインされたままであり、ここに支援関係の複雑な捻れが生じる。この捻れの中で、障害者の言動に傷つけられた（と感じた）支援者は、葛藤を抱えたまま仕事に生きがいを失い、最終的には離職して障害者支援の世界から遠ざかる。

冒頭に引用した青木が描くような治療関係は、精神医療においてはかつては「境界例」問題として何度も取り上げられてきたことである。しかし、それは治療関係の困難を患者側の人格特性としてレッテル化し、治療者の感じる困難を「逆転移」として患者側からの刺激に対する反照として解釈し、診察室での一対一の治療関係の外に出ることはなかった。しかし現在では、「境界例」問題の多くが患者の生育歴におけるトラウマを原因としたものであるという理解が進み、その支援に福祉的生活支援も含めた多職種の連携が必要とされ、そのためのシステムに多くの直接的対人支援の関係が生まれる。そこに、そのような支援に熟練していない人々も多くかかわるようになっている。結果として、支援システムは防衛的となり硬直化し、障害者に対して管理的になるか、相手のニーズを表面的に処理するだけの仕事になってしまうことになる。そうして仕事への情熱を失い、支援対象であった障害者に対する否定的な見方へと変わっていく。その極端なものが、相模原障害者施設殺傷事件や、ＡＬＳ女性に対する安楽死を装った嘱託殺人事件であるという見方もできるのではないだろうか。

このような支援の破綻を防ぐためにも、トラウマとその繰り返しから生じる複雑性ＰＴＳＤに対する理解が必要となる。それなしには、障害当事者の支援も、また支援者の二次受傷や挫折に対する支持も十分には機能できないであろう。

三　対人支援システムの転換と当事者―支援者関係

精神医療から身体・知的障害者の福祉支援に至るまで、さらにおそらくあらゆる直接的な対人支援について、現代社会の福祉サービスシステムがもつ貨幣を介した契約関係という側面からくる困難がある。この関係は、表面的には支援行為をサービスとすることで互いに引け目を感じることなくスムーズに事を運ばせる。だが、対人支援とはサービスの消費に還元されるものではない。いったん事態が互いの心情ゆえにこじれると、本来絶対的に弱者の立場である障害当事者のうちにあるこれまで抑えられてきた錯綜した感情が、サービス供給者である支援者に対して激しくぶつけられることになる。

一方で、このような契約関係による支援以前であれば、支援者はボランティアの気安さで、その現場から離れることもできた。契約によって気軽にそれができないということは、その解決をとことん考えていかねばならないという縛りが支援者側にあるということである。そのような解決への道を準備し整えていくことも、これからの対人支援に携わる者が考えていかねばならない。そのような時に、複雑性ＰＴＳＤとその二次受傷、そしてそこからの回復ということが何らかの方向性を示すことにならないだろうか。

こうした考察は、ともすれば障害者の側にある苦悩を無視してしまう、支援者側の苦悩を障害者の責任にしてしまうことになるという批判を生むかもしれない。しかし、現在の障害者当事者運動・障害者支援運動の行き詰まり、当事者にも支援者にもかつての障害者解放運動の理念が若手に継承されないという悩みが生じるのは、このシステムの転換がもたらす当事者－支援者間の人間関係の変化に大きな原因がある。

このシステムの転換は、障害者支援運動の当事者にとっても支援者にとっても、その運動の継続を困難にしつつある。熊谷（二〇一六）は、「不便を感じにくい、差別を感じにくいというポスト制度化の時代に生きることで、闘うことがとても困難になって」おり、その運動の継承のために、継承すべきものに新たに「燃料をくべていかなきゃいけない」と言う。どのようにして、燃料となる「新しい言葉」を生むかということが、今後の障害者運動の課題である。

四　トラウマの時代

このように精神障害者も含めた障害者支援システムの大転換の時代にあって、この時代に特徴的な困難がある。現代社会においてはリスクとそこから生じるトラウマが汎化しており、そのために人間関係が何であれ、互いに傷つきやすいものになっている。私たち支援者も、当事者とともにそのような世界に生きているという社会的背景を考えておかねばならない。

トラウマ概念がわが国で人口に膾炙（かいしゃ）するようになったのは、明らかに阪神大震災であった。その後に立て続けに世界を襲った天災やテロ行為は、この四半世紀の間に我々と世界の関係をすっかり変えてしまったと言ってよい。我々が創出する世界がそのまま再帰的にリスクを生み出すという「リスク社会」という概念と、精神医学におけるトラウマへの再注目とＰＴＳＤ概念は共に一九八〇年代にその萌芽をもつが、それらが実感として人々に意識されるようになったのが今世紀のこの二〇年である。

この二〇年の間に、この「リスク」と「トラウマ」が重なりもつれあうことで、現代人の「こころの傷」に対する敏感さと脆弱さ（「易傷性」）が養成されてきた。ＰＴＳＤ概念によって、トラウマになる出来事によって引き起こされた過去の心的外傷が、現在の症状に直接に因果づけられるようになった。そのことが現在を見る目の中に汎化すると、今度は現在が未来の傷の温床として、つまりリスクとして常に意識される。こうして現代人は、トラウマを先取りしつつ、これから起こるあらゆる出来事の背後に外傷を起こすトラウマ的出来事というリスクを見つけるようになる。傷の「痕」ではなく生々しく現前している危うい皮膚に降りかかる「生傷」が問題とされる。このような、外傷のリスクとの関連で現在を生きる生き方を、上尾（二〇一八）は「プレ・トラウマティック・オーダー」と呼ぶ。「生傷の隣に生きる我々のあり方」こそが問題となる。

現代が、リスクの時代、不安の時代と言われる背景には、トラウマに対するこのような感性が汎化していることがあるだろう。そして、この時代の特徴は、（1）漠然とした恐怖の時代、（2）情報過多で感覚負荷の時代、（3）規範や道徳のない相対主義の時代、（4）共同体内部で承認を得られない不能の時代という特徴をもつ。このような現代の特徴は、それぞれ、不安、過敏、麻痺、孤立というまさにＰＴＳＤの特徴が、現代の時代精神を形づくっていることを表している。

五　障害者と複雑性ＰＴＳＤ

現代の精神障害者支援ではトラウマ、ＰＴＳＤ、複雑性ＰＴＳＤを無視することはできないが、このことは疾患単位としての（複雑性）ＰＴＳＤにとどまらず、他の多くの精神障害にもかかわることである。筆者はＡＣＴ（包括型地域生活支援）という方法で、重度の精神障害者に対する多職種チーム支援を行っており、そこで現代の精神医療システムにのらない多くの治療拒否者、治療中断者にかかわってきた。問題提起としての本稿では具体的に述べる紙幅はないが、その多くは過去の精神科治療に対する怨みからくる拒否であったり、発病後の苦しみを理解してもらえないまま強制的医療をほどこされたことからくる不信感が根底にあると感じている。

統合失調症の幻聴の中には過去のトラウマのフラッシュバックだと考えられるものがあること

は、周知のことであろう。また、発達障害の成人が訴える幻覚や妄想と考えられてきた症状の中にも、いじめや虐待の被害者であったトラウマの現れがあることが理解されている。そのような個々の症状だけではなく、医療を拒否し、人を遠ざける精神障害者の生き方そのものの中に、過去の病的体験そのものに対する激しい恐怖や、それに対する周囲の無関心や否定（ネグレクト）、あからさまな差別的言動、そして医療行為から受けた傷の疼きがそこかしこに見て取れる。そのようなトラウマに触れることで、激しい感情的反応が起こり、幻覚や妄想が急激に悪化する。精神病状態の再燃、悪化と診られることの多くは、実際には病態の進行ではなく、現実の生活上のつまずき、乗り越え困難に対する反応であるが、それらのつまずきや困難さの背後に、その人生上のトラウマ的出来事があるのだ。

　さらに、精神障害者の地域生活支援では、精神病院を中心としたこの国の精神医療システムの中で、精神病院への長期入院を経験してきた精神障害者の支援をすることが多い。精神病院はゴッフマン（一九八四）の言う「全制的施設」であり、そこでは施設の運営にあわせて生活が組織され、施設内のヒエラルキーに従った権力関係によって人間関係がつくられている。精神病院ではさらに、隔離や抑制といった行動制限が容易に行われ、そのような「治療行為」と、スタッフからの攻撃的言動や暴力、からかいのような被収容者に対する人格否定行為・虐待行為との境界があいまいである（今も続く多くの精神病院不祥事を見よ）。そのような「全制的施設」から、地域での自律した生活を取り戻すに至るには、そこで受傷したトラウマからの回復過程を歩む必要がある。それは、とりもなおさず複雑性ＰＴＳＤの回復過程を歩むことだ。

六　当事者―支援者関係の傷つきとその回復

現代社会で障害者、特に精神障害者に対して多職種チームによる医療・福祉にまたがる包括的な支援を提供するということは、さまざまなトラウマを負った人たちに対して、自身もトラウマ社会（プレ・トラウマティック・オーダー）という心理的環境の中で育ち暮らしてきた支援者が、「複雑性ＰＴＳＤからの回復過程」にかかわっていくということである。ここに、支援者の二次受傷とその回復支援ということまでが射程におかれなければならない必要性がある。もちろん、支援者自身のトラウマが二次受傷に先立っている場合もそれに含まれるであろう。自らの易傷性ゆえに対人支援という職を選ぶ人も多いことは、これまでもよく知られてきた。

渡邉（二〇一八）は、長く介助を続けてきた知的障害者の理不尽な行動に対して、自分の中に「ぶん殴りたくなった」という暴力的衝動が生まれたことをきっかけに、そのような感情の出どころと自らの対応を模索するなかで、ハーマンの『心的外傷と回復』に出会い、そこに先の希望を見いだすまでの過程を報告した。「当事者―支援者関係には一種の破壊的な力がくり返し侵入してくるらしい。この力は伝統的には当事者の生得的な攻撃性のせいであるとされてきたが、今では加害者の暴力であることが認識されている」というハーマンの記述を引いて、渡邉は相手の理不尽で暴力的な言動が、彼が社会の不特定多数の人々から受けてきたトラウマであり、支援者が対決しなければならないのは、その加害者なのかもしれないという。しかし、「外傷を受けた人で、助けようとするケア提供者に怒りを覚え、復讐の空想を胸に秘めている人は多い」（ハーマン）のであり、「お前を徹底的に粉砕してやる、呪い殺してやる、というエネルギーを介助者が受け取る」ような自分の経験もそれであり、そのようなときに介助者である自分も「暴力の渦の中にぐいっと誘い込まれた感覚」を覚えるという。

このような感覚は、ハーマンも列挙している。「この仕事に携わることは支援者の精神健康に多少とも危険が及ぶこと」であり、「支援者は当事者と同じ人間関係の破断に苦しまねばならず、「支援者は自分の私生活のありふれた楽しみを享受するのが難しくなることもあるだろう」とハーマンは言う。これらはつまり、支援者もまた複雑性ＰＴＳＤを被るということである。

そして、この困難を乗り越えるためには、支援者同士の支援が必要であり、支援関係の中の一対一の関係ではなく、信頼できる同じ支援者といつでも話し合える関係をもっていることの大切さを確認している。それにしても、しかし、「介助者が介護中の苦しい気持ちを語るというのは良心がある人間ほど難しく、一歩間違えれば、障害者に対する反発の渦に巻き込まれてしまう。」

しかし、その困難を乗り越えなくては、「インクルーシブな地域社会」「真に誰も取り残さない社会」を実現できないのだ。

七　トラウマとオープンダイアローグ

フィンランドで創始されたオープンダイアローグ（ＯＤ）は、本来は急性精神病状態に対して試みられ発展してきた治療法である。しかし、その後半世紀近い試行錯誤と広がりの中で、さまざまな地域で種々の状態に対して応用が試みられるに至っている。なかでも、そのシステムと理論、方法には、トラウマに対する洞察が随所にみられる。それはトラウマを消し去るのではなく、トラウマを患者が自らのネットワークの人たちとともに理解することを目指している。

ＯＤの概略については、ここでは触れない。ＯＤの創始者であるセイックラの著書（トム・アーンキルとの共著）（二〇〇六／二〇一六）にそって、トラウマとの関連を取り出してみよう。精神病の急性症状は、患者自身にとってそれ自体が非常に恐ろしい体験ではあるが、その体験を「幻覚」や「妄想」のように外からラベリングして異物として投薬のような医学的対処を行うのではなく、ＯＤではその体験の背後に患者の人生における重要な出来事が反映している可能性があるとみる。「幻覚には、それに先立つ極限的なトラウマ体験がそこに含まれているという側面がある。」「幻覚は隠喩的な表現ではあるが、何らかの重大な過去の経験というテーマに言葉を与えていく可能性を秘めている。」

このような体験に対して、ODでは患者とその家族、ソーシャルネットワークとして患者とつながりをもつ人たち、そして複数の治療者がミーティングを繰り返す。ミーティングでは、「〈対話〉を生み出していこうとすることによって、治療者は、今は症状という形で表現されている経験を患者自身が新しい言葉に置き換えていけるように支援する。」その結果として、患者は「それ以前は不安を呼び起こし、トラウマを思い出させるために語られなかった経験が、この新たな言葉を得て「物語」として語られるように」なり、彼と彼をとりまく人たちもまた、「トラウマ的な出来事を自分たちの生活史に組み入れて、自分たちの反応や感情を吟味し学ぶことができるようになる。」

このようなODの過程で、「彼が治療者と一緒につくりあげるのは、危機を生き抜くための共同体だけではない。まだ言葉にできていない経験を語る新たな共有された言葉を得て、相互に応答し合う新しい共同体をつくりあげる」のであり、「ODは、患者の精神病的発話、私的で内的な声、幻覚的特徴のうちにとどまったままになっている経験を、共通の話し言葉へと育てることで治療を行おうとするものである。」

これはまさに、ハーマンが『心的外傷と回復』で述べた、複雑性PTSDの治療そのものであろう。重要な違いは、ハーマンが伝統的な精神療法にのっとって患者－治療者間の一対一関係の治療から始め、患者の回復とともにさまざまな社会療法を取り入れているのに対して、ＯＤでは最初からソーシャルネットワークを重要視し、それを治療に引き入れて治療の中心としていることである。このために、前者では患者－治療者関係に現れる重大な葛藤状況の処理と、その一対一関係とその周囲の治療者、関係者との間での軋轢への対応に多くのエネルギーが費やされる。後者は、そのような可能性があらかじめソーシャルネットワークの中で、それぞれの立場から出し尽くされ、全体の〈対話〉の中で昇華されるようになっている。

このような違いは、ＯＤと同時に発展してきた「未来語りのダイアローグ（Anticipation Dialogue: AD）」によってさらに鮮明になる。これは、ＯＤやＡＤが「社会的心理的支援では、多様な援助者がかかわる状況のほうが普通である」という認識から生まれている。高木（二〇一八）は、困難なケースの支援において多職種多機関の支援者がそれぞれ不安を抱え、患者の言動や互いの仕事に敏感で猜疑的となり、支援が行き詰まっている（麻痺している）際にＡＤミーティングを行うことによって、如何に突破口が開かれたかという報告をした。

もちろん、一対一の精神療法を中心とした治療とはじめからネットワークを取り入れた支援との、どちらがよいか、優れているかという問題ではない。しかし、支援に「幅広いネットワークが必要」となり、支援を受ける当事者と支援者との間の葛藤が見えにくくなるとともに、互いの「傷つき」が癒やされることなく地下にもぐって隠蔽されたまま、システムの形を歪めていく可能性がますます高くなっている現代の対人支援システムには、ＯＤやＡＤなどネットワークとダイアローグを基礎にした方法論を学び取り入れる価値がますます大きくなっていると言えるだろう。

おわりに

本稿では紙幅の関係から、具体的な実践例ではなく、現状分析と理論的背景からする問題提起にとどまっている。また、日本ではＯＤやＡＤの実践は緒についたばかりであり、その実践例を挙げるには筆者もまた経験不足である。しかし、何度も書いたように、現代日本の対人支援システムはこの数年で大きな変化を遂げ、また当事者運動の成熟、発展とともに当事者－支援者関係は新しい局面に立たされている。

それは、当事者が受けているトラウマへのかかわりとともに、支援者の二次的受傷あるいは易傷性というテーマが新たに生じてくるという問題である。しかも、これからの地域障害者支援は多職種多機関のチームによって行うことが必要となっている。そこでは、支援者の不全感、激しい感情を露わにする当事者との葛藤が、支援チーム全体に複雑性ＰＴＳＤの特徴である不安、過敏、麻痺、孤立を引き起こす。

このような側面から当事者－支援者、支援者間、支援システムを考察しなおし、その乗り越えをはかることが必要である。この時、ＯＤやＡＤが依拠する「ダイアローグの思想（dialogicity）」の理解とその実践が重要となるだろう。

文献

上尾真道「プレ・トラウマティック・オーダー――現代の一般化したトラウマについての試論」In：田中雅一・松嶋健編『トラウマを生きる』京都大学出版会、二〇一八

青木省三「安全感と安心感を提供する」精神療法四五巻三号、二〇一九

Goffman, E.: Asylums-Essays on the Social Situation of Mental Patients and Other Inmates. Anchor, 1961.（石黒毅訳『アサイラム――施設被収容者の日常世界』誠信書房、一九八四）

Herman, J. L.: Trauma and Recovery. Basic Books, 1992.（中井久夫訳『心的外傷と回復』みすず書房、一九九六）

熊谷晋一郎「座談会　障害者運動のバトンをつなぐ」In：日本自立生活センター編『障害者運動のバトンをつなぐいま、あらためて地域で生きていくために』生活書院、二〇一六

Seikkula, J. Arnkil, T. E.: Dialogical Meetings in Social Networks. Karnac, 2006.（高木俊介・岡田愛訳『オープンダイアローグ』日本評論社、二〇一六）

高木俊介「ネットワークの生成と対話ミーティング――未来語りのダイアローグ実践を通じて」精神科治療学三三巻三号、二〇一八（本書所収）

高橋慎一「何が暴力を振るわせるのか？――障害者介助と暴力の構造」In『生きている！　殺すな』編集委員会編『生きている！　殺すな　やまゆり園事件の起きる時代に生きる障害者たち』山吹書店、二〇一七

渡邉琢「支援・介護の現場で殺意や暴力と向き合うとき――社会の秘められた暴力と心的外傷（トラウマ）について」In　渡邉琢『障害者の傷、介助者の痛み』青土社、二〇一八

第Ⅱ部　エッセイ

デカルトしてみた宇宙人

一

私の普段の仕事は精神科医であるからして、日常、他人のココロとカラダをメシのタネにして暮らしている。この仕事をはじめると、たいていの者は少なくとも若い頃、心身問題というやつにはまりこむ。私も例外ではなかった。メシのタネであるココロとカラダの関係について、やはり何事かを言えなくてはまずいと、ふと気づくのである。なんといっても、ココロを治すのだと言いながら、やっていることは薬を飲んでもらうことなのである。ほとんどそれだけしかやっていないと言ってよいことも、ある、自慢じゃないが。

だが、先人たちが有史以来悩んできたこの問題を私ごときに解けるわけがないと、すぐに諦念した。それからは、デカルト的心身二元論（人類思想史の最先端なのだ！）を「便宜的に」使用している。ココロのことはカラダと切り離して、とりあえずカラダを科学しておきましょうということだ。え、最先端の思想が、それだけ？と思われるかもしれないが、とりあえずなので、それでいいのである。それでも時折、心身一如ということを患者さんとのつきあいを通して実感すると、なんだか人生の深奥に触れたような気がする。そういうときは、心身問題など、実践的には全然たいしたことない、知らないうちに乗り越えているのが現実なのだと悟ったりするが、しかし、それ以上に思索が深まるわけでもない。

そうこうしているうちに、二〇年前に病院を飛び出してからは、自分の仕事がだんだんと医者の私と患者さんが診察室で語り合い、それから申し訳なさそうに薬を出しているだけのものではなくなってきた。私の回りに私の考え方に共鳴してくれる人たちが集まり、協働がうまくいって大きなエネルギーが生まれたり、さまざまな衝突が起きて停滞したり、人が辞めたり、独立してその結果組織が広がったりを繰り返す。

私と患者さんの二人の場だったところに、多くの職種のスタッフが入り、地域のさまざまな支援者が集まり、訪問診療という形態ゆえに常に家族が入り、地域の隣人が入る。医療や福祉以外にも、ものづくりに起業して商売に関わることで、医者をやっているだけでは触れなかったであろう人々とも交流ができる。福島の子どもたちを放射能による健康被害を避けるために保養に出す運動も続けている……ｅｔｃ……ｅｔｃ。

これらすべて、そのはじめは自分の意志で、自分が始めたと思っていた。ところが続けるにつれ、広がるにつれ、これらすべてのことは私を超えていく。波動として、私のカラダともココロとも言えないものとして広がっていく。そこから出てくるものは、時として私の想像を超えていたり、私が求めたものとは激しく食い違っていたりする。もっと若い頃の私だったら、それに抗って、純粋に自己実現としての結果を求めていたかもしれない。

だが、多くの不如意が私の周囲に起こるとしても、考えれば、この私の、私個人のココロやカラダだって、常に不如意な結果に晒されている。今、私がいて、他者とともに巻き込まれて右往左往しているこの「場」も、そんな不如意の私のココロとカラダが私自身にかけがえのないものであるのと同じように、私にとってかけがえのないものとなってきたのである。

こうして、今の私にとって、私のココロとカラダ、私と患者さんの間に生起する心身の変化と私が仕事として行うそこへの介入という心身問題を超えて、私とあなたたちがかかわりあっていることの「場」、波動として広がるココロでもカラダでもない何か、それが一時的に固定したものが「社会」であるかもしれない何かが、切実な関心としてせり上がってきたのである。

二

おそらく遠い宇宙の一点から宇宙人として地球を眺めたら（眺めると言っても目があるのかどうか知らないが）、私たち人類というやつは、七〇億だかのカラダが狭い球体の表面にひしめいているとはいえ、その地表をべったりと覆っているアメーバのようなものに見えるであろう。全体の形状はアメーバのようだとはいえ、個々の人間のカラダは、その原形質の中でやたらとせわしく動き回りながら、何やら受け渡ししながらつながっているように見える。その様子は、アメーバ体の中に神経細胞がはりめぐらされているようだ。人間個々のカラダは神経細胞のようなものであり、神経の塊のようなアメーバ、不定形多細胞生物（宇宙人からみたものなので、そのような生物がいていいのである、この宇宙には）。

さっそく宇宙人は観察した。このアメーバはときどき悶絶して断裂を起こしたり、何を思ったか宇宙に向けて何かをはき出したりする。生物としてなんらかの意思を持っているようである。ココロがあるのであろうか。しかし、全体を統括している脳というものはなさそうだ、低級生物なのだ。それぞれの神経細胞（こっちからしたら、私やあなただ）の間には隙間がある。やがて宇宙人は発見した。その隙間には、さまざまな伝達物質があって、それを介して各細胞が反応しあっているのだ。それは（宇宙人の言葉ではなんと言われているのか知らないが）「感情」とか「言葉」とかいうものらしい。それが欠乏したり過剰になったりすると、アメーバ体にさまざまな不調が起こる。地球はそれにかなり迷惑を被っている。その他にも、さまざまに人類が作りあげた道具は、原形質をつくる媒体としてアメーバ体の中に広がっている。ときどきそれが破れて地表にばらまかれたりすると、地球表面の他の生物が死んだりするようだ。

アメーバ体の中の神経細胞である私たちひとりひとりから見れば、私の思い、すなわち神経細胞の発火は、となりの細胞にうまく届いたり、届かなかったりしている。うまく届いたとしても、さらにそのとなりの細胞には届かなかったりする。神経モジュールのように区切られた自分たちの周囲のその一帯、それを「社会」と呼んでいる。しかし、それは当初の私たちの思いからは正反対のものであったりする。「社会」は「ベクトル合成の誤謬」からできている、と宇宙人の社会学者は言った。

私たち自身にはアメーバ全体の輪郭は見えないので、周囲の各神経モジュールが自分たちの活動を抑制するように働いたりするのを感じ、それを敵と認知することもある。免疫細胞のごとく、大仰に正義なるものを主張して、自分のカラダの一部であるはずのもの、社会を破壊したりする細胞も出てこよう。

だが、希にではあり、ほとんど奇跡的でもあるのだが、自分が大きな全体の一部、途切れなく続くネットワークの結節点であることを自覚しているらしき細胞が出現する。最近出現したこの特殊細胞のひとつを、宇宙人は「ダイアローグ」細胞と名づけた。

家族も地域も国家も、それぞれいくつもの細胞が集まって互いに影響しあってつくった神経モジュールのひとつである。人の思いも役割もひとつではないから、それぞれの働きによってモジュールの輪郭は変化して、複数の重なり合う共同体を作る。その個人と個人の間、個人と共同体の間、共同体と共同体の間をそれぞれの思いが尊重されたままでつなげようとするのが「ダイアローグの思想」である。（こうしてバラバラな末梢神経しか持たなかったこのアメーバのような低級生物は、脳とそれに支えられる精神というものをもつ生物に進化する。宇宙人による進化論の発見である。）

この思想、感覚、かけがえのないものは私たちのつながりであって、私たちの全体でもなければ私たちの個でもないということが、私たちひとりひとりを十分に浸したとき、あの「悶絶や断絶」を起こさせる心身問題という、宇宙人とともに私たち自身を悩ませた謎は消失していくだろう。

だが、地球という星にアメーバのようにとりついている私たちは、すでに「絶滅危惧種」に指定されているらしいのだ。私たちは絶滅するより前に、ダイアローグによって結ばれた存在へとたどり着けるのだろうか。

人と大地、傷と回復

二〇一六年、九州で地震が起きたその週末、福祉と医療・現場と政策の新たな縁を結ぶ会に参加した。そこで、レビー小体病の当事者である樋口直美氏とご一緒した。彼女の語る体験は、私たちが認知症に対して持っている先入見を覆し、聴衆に強い印象を与えた。

私たちが行って当たり前、良いことだと思っている医療や検査が、認知症の人たちにいかにつらい思いをさせているか。突然に鍵のかかる病棟に入れられる恐怖、くり返される記憶力の検査への不安と屈辱…樋口氏は「認知症をめぐる多くの問題は、不適切な医療と、アウェイな環境が作る、人災だ……実は、医療現場では『適切』と考えられているものも、私たちから見ると随分つらく、ストレスのかかるものばかり」だと言う。

私も登壇したそのシンポジウムでは、やはり認知症のひとつであるピック病の当事者で、介護者同伴で来た中村成信氏も会場から発言した。その中で、私の発言の記憶間違いを指摘される場面もあり、聴衆の爆笑を誘った。この人たちは、人生後半に突然襲った障害を、本人のもつ回復力と周囲の支えで乗り越えてきた。

同じ会で、さまざまな障害をもちながら社会の一線で活動する人たちが集い、障害者差別解消法について議論された。そこで語られたのは、私たちが意識してない差別、的外れな「合理的配慮」、障害者本人がまだ言葉にできていない困難がいかに多いかということだった。樋口氏や中村氏ら当事者は、今語ることでその言葉を探し、社会に向けて発言することで私たちとともに理解していく道をさぐっているのだ。

人は病、障害、そして天災に突如として傷つき、その回復には長い時間がかかる。だが、不治の病と言われる認知症の人にも、回復に向かう力がある。地震は人にとっては大きな厄災だが、断層という地球の傷の回復過程でもある。やがて大地は甦(よみがえ)り、そして人は助け合うことを知っている。

世界は傷つきに満ちている。だが、回復へとつながる幾千の糸もまた、この世に織りなされてあるのだ。

（京都新聞福祉コラム「暖流」2016/5/9）

水俣の傷、写真家の傷

――映画『MINAMATA』に寄せて――

ぬくいふところから／孫たちがすりぬけ／魚たちがすりぬけて／がてんのいかぬ世のしくみが
しんしんと吹きすぎた／老人は　ひがないちにち　小さな港に腰かけて／彼岸の海を眺めては暮らす

（森永都子『水俣詩篇　老人と海』）

水俣病患者さんたちの人生と闘争を撮り続けた写真家ユージン・スミスを描いたジョニー・デップ主演の映画『ＭＩＮＡＭＡＴＡ』が公開された。従軍写真家として兵士や市民の犠牲者を撮り続け、自らも戦争沖縄戦で負傷したユージン。彼は高度成長期の日本で起こった公害の犠牲となりながら、大企業と国に闘いを挑む患者たちに、理不尽な戦争で身も心も傷を負った自分の生の回復への希望を見いだした。

学生時代、私も何度か水俣を訪れ、漁のできない患者さんの援農をした。同い年の胎児性水俣病の人たちの京都案内をし、水俣の記録映画「水俣の図・物語」の京都上映も主催した。今、映画『MINAMATA』を見て、当時会ったひとりひとりの顔や声がよみがえる。

水俣病は一九五六年が公式確認とされる。三年後には、原因はチッソ水俣工場から排出される有機水銀であると確定。しかし日本政府はそれを認めず、工場稼働を優先した。日本の高度成長にとってなくてはならぬ企業だったからだ。有機水銀の排出は続き、多くの犠牲者が出た。政府が有機水銀を原因と認めたのは、高度成長が軌道に乗った一九六八年である。映画では詳しく伝えられなかったが、これがこの国の歴史の事実だ。

水俣病の闘いは、このような歴史に傷つけられた、ひとりひとりの人間の闘いだった。彼らは「がてんのいかぬ世のしくみ」になぎ倒され、それでもまた立ち上がる。その姿を記録したユージンの写真も、水俣の記録であるとともに、ひとりの写真家が戦争の傷から回復していく記録だ。

写真家が倒れたその先に、今ふたたび、環境破壊が止まらない現代世界がある。映画は有機水銀に汚染された水俣の傷を描いて、ひとりの写真家の傷ついた魂と今も傷つけられ続けているこの世界を、半世紀の時代を超えて架橋した。

（京都新聞福祉コラム「暖流」2021/10/18）

虐待は連鎖、しない

「虐待は連鎖する」と言われる。虐待を受けて育った子どもは、自分が親になって虐待するのだ、と。これほど残酷な言葉はない。まるで逃げ道のない運命の宣託のようだ。相手のためだという善意で言われる場合は、なおさらである。

吉田ルカ著『死を思うあなたへ』（日本評論社、二〇一七）という本が静かな話題となっている。幼い頃から自分を否定され続け、母親が何も言わずに見ているだけのなかで父親に殴られ、そのために自分には生きている価値がない、死んでしまいたいと感じ続けてきたひとりの少女が、生きる意味をつかみ取るまでの魂の記録である。副題は「つながる命の物語」。小さなご縁があって、私が刊行の言葉を寄せている。

「少女」と書いたが、現在は二人の子どもを持ち、命を守る社会活動に献身している女性だそうだ。二〇年の歳月が、つらい記憶にほどよい距離をつくり、生々しい出会いに芳醇（ほうじゅん）な熟成を加え、少女自身の中に秘められていた回復への力がくっきりと際立つ。

だが、回復への道のりは険しい。周囲の大人たちの偽善と否定に追い詰められ、それに対して非行も含めてあらゆる手段で対抗しようとする、思春期の体と心の嵐。その中で少女は、うつ、摂食障害、リストカット、自殺未遂を繰り返し、精神科に入院もしている。

そこで出会う医師や看護師との交流が、生き生きと鮮やかに描かれる。実際はさまざまな葛藤があっただろうが、理想的な姿だけを二〇年後の彼女の心に残した人間関係だったのだろう。そう思わせる爽やかさだ。

「人薬」という言葉が思い起こされた。人は人を地獄から救うことができる。人は人の癒やしとなれる。いや、薬ではなく、人だけができるのかもしれない。

今、かつての彼女と同じ悩みを抱えている若い人たちに、彼女の声が届くことを願う。「死にたい」は「生きたい」という心の叫びでもあるのだ、と。「虐待は連鎖しない」ということを、ひとりの女性が人生をかけて証明したのだ。

（京都新聞福祉コラム「暖流」2017/11/14）

第Ⅲ部　神田橋精神療法とオープンダイアローグ

神田橋條治『精神科診断面接のコツ』を再読する

一 「精神科診断面接のコツ」との出会い

精神科医として駆け出しの頃、中井久夫、神田橋條治らの書くものを貪るように読んだ時期がある。神田橋がどこかで書いていたので、同じ教科書を一年に一回は必ず読むというのを、西丸四方の『精神医学入門』（南山堂）で実行してみた。神田橋はこの教科書の第一版から全部持っているというので、インターネットなどなかった当時、古本屋を回っては古い版を探してきたものだが、それを読むのは挫折してしまい、後にこの教科書の初版が復刻されてガックリきたこともある。

京大精神科評議会というなにやら怪しい名称の〝医局〟の研修医となって、「精神医学は勉強したらダメだ、あれは患者を抑圧する道具だ」という先輩の酔言を素直に信じ、そのまま最初に赴任した病院でいきなり急性期病棟の主治医となって苦労した。その反動で、一日一編は必ず論文を読む、教科書は数種類を毎日読み続ける、これと決めた著者の論文はエッセイにいたるまですべて読むという誓いを立てた。それを律儀に実行していた頃、中井と神田橋という二人の先達に出会ったのである。

神田橋條治著『精神科診断面接のコツ』（岩崎学術出版社）は、ちょうど私が病院に赴任したのと同じ年に出ている。どうやってこの本に出会ったのかは覚えていないが、私が持っている本は同じ年の出版二カ月後に出た第三刷であるから、当時の精神医療界ではベストセラーだったのだろう。修行僧のようなことを決めたわりには、ベストセラーに弱かったのだ。一読、なんだかあーだこーだと回りくどくてややこしいなぁというのが感想であったが、じわじわと読み進めると、これが私が研修医時代に教わった「抑圧の道具としての精神医学を勉強してはいけない」という教えと重なるところが大きいのである。これなら勉強しても、先輩たちの尊い教えに背くことにはならないではないか！（ただし、諸先輩の名誉のために断っておくが、この社会運動に傾注しているようにみえた先輩たちの多くは、実は驚くほど勉強していたのである。当時の私がそれに気づく力がなかっただけのことである。）

ところで、この一〇年あまり、私は神田橋と中井の本を読むことが、原稿を書くなどの必要に迫られた時以外にはなくなった。項を開くのがなんとなくおっくうなのである。今回、このエッセイを書くにあたって本書を読み直して、その理由に気がついた。今、私がさも自分の経験であるかのように語っていること、自分が編み出した工夫だと思っているもののほとんどが、神田橋、中井らがとっくに書いていたことだったのである。いや、それをしっかり咀嚼して話しているのならまだましである。読んでみると、自分がまだ理解していないこと、言葉にできていないことが、私が知ったかぶりにしゃべっていることのまわりにどんどんと出てくるのである。恥ずかしい。読むのがおっくうに感じ始めたのは、実はそんな自分の否認だったのだ。

その一例、私は左耳が悪いので患者さんの話を（たまには）まともに聞くときには右耳を差し出すように顔を傾ける。「これが患者さんには身を入れて聞いてもらっているように映るんだよね」などと周囲に吹聴していたのだが、今回本書を読み直してみて愕然とした。あまり何度も読むことはなかった第一章「わが面接事始め」の中に、神田橋が師とする桜井先生が片方の耳が不自由で「いつも、ちょっと半身になり、患者の方へ首をかしげるような姿勢で話しかけておられた。それが柔らかい雰囲気を生みだし素敵にみえた」とあるのだ。私は無意識のうちに神田橋師に素敵に見えてほしいと思っていたようだ。これでは否認が生じるのも当然である。

二　精神科診断の基本事項を再確認

その読み飛ばしてきた第一章にも、今読み直すと重要なことが書かれている。まず「診断面接の質を量る唯一の尺度は、近い未来をいかほど言い当て得るかにある」ということ。そのためにカルテに常に予測を書くことが奨励されている。これはかつて私も忙しい診療の中で心がけてみたことがある。だが、病棟の看護師が熱心で私のカルテ記載をよく読んでくれるがために、予測が外れた時のことが恥ずかしくて、いつのまにかやめてしまっていた。当時に比べれば面の皮がずいぶんと厚くなった今なら、予想が外れたことを笑いのネタにして看護とも患者とも話し合えると思うので、またやってみようかと思う。それにしてもこういう技術のひとつひとつについて、それを実行するには一般の精神病院の野戦病院的状況は厳しすぎた。それを言い訳にして、自分が至らぬことを棚に上げては、「大学人はやっぱり悠長でよいよなぁ」と同僚と愚痴りあったものである。

また、心理テストを診断の補助として用いるのではなく、面接技術をみがくための道具として、面接で心理テストの結果を当てるように努力し、最終的には心理テストを役立てなくてもよいものにするというのも、当時よく心がけたことである。最終的には、だいたいのＩＱを当てられる程度の技術にとどまったが、こういう訓練をした効果はＩＱ70前後の境界知能に敏感になったことである。境界知能の人は、その器質的要因と環境要因、それに本人のプライドともいうべき防衛パターンがあいまって、非常に派手な精神病的症状を呈することが多い。そのような場合、精神病症状とみられたものに環境調整や単純な精神療法がよく効く。

診断の巧拙を「辻褄の合い具合で量る」ことも戒められている。「人の精神活動の領域での所見の多くは、見ようによって、いろいろに見えうる材料である」ので、自分の理論や先入見に「辻褄を合わせて」見てしまうのである。先にも書いたが、勉強するなという教えがまったくの間違いではなかったと慰められたのは、当時流行し始めたＤＳＭに対する辛辣な批判に加えて、おそらく、こういうところであった。私のその後のＤＳＭ批判もこういうところに根をもっている。三つ子の魂百までであるが、三つ子だった時の魂を自ら知るには、このような本の再読が一番かもしれない。

三　病名変更への影響

さて、第二章は「診断とは」とこれまた大仰な題の章であるが、ここは再読してもっとも愕然としたところである。ここでは診断の三つの機能を述べている。三つとは「医師が経過を見通し、処置法を決定するための指針」「専門家の間の共通言語」「患者に病状を説明するための道具。治療行為である」である。これは後に私が精神科診断についてある論文に書いたそのままではないか！

つまり、私の剽窃である。いや、それはもう時効としよう、ほとんど誰も読まないものなのだし。

それよりも驚いたのは、私は後に精神分裂病の病名を変えようという運動にかかわり、実際に学会の委員会でその事業を行うことになるのだが、その時の根底となった考えが、診断機能のこの三つ目なのである。「精神分裂病」という名称は、インフォームド・コンセントという患者治療者間のコミュニケーションを破壊してしまう。そのうえ、病気に対する差別偏見を助長するものである。このことに確信を持ち続けることができたのは、この精神科の診断のもつ機能について確固とした考えを学んだからであると、今更ながらに感謝をもって思うのである。

四　オープンダイアローグと神田橋流面接

このあと第三章「面接について」、第四章「面接の場」、第五章「所見のとらえかた」、第六章「初回面接の手順」と続く。これらの章は、改めて私が大学で新人に教えている際に役に立っていたことがわかる。ただし、かなりの部分が、この本で学んだものであることを忘れて、さも自分の経験のように話していたので、今考えると赤面なのであるが。

第七章「聴くこと」と第八章「問うこと」、第九章「「なぜ」という問い」は、偶然今かかわっているフィンランドのオープンダイアローグの精神療法的側面と非常に近しい関係にあり興味深い。

オープンダイアローグの基本は「聴くこと」である。これはその著作の中でも繰り返して言われることであり、逆に言えばこれまでの精神医療がわが国のものに限らず、いかに聴くことよりも問うこと、つまり患者からの情報を収集することに偏っていたかということでもある。ダイアローグという思想を根底に据えて、そこからまず聴くことの重要さを強調しているオープンダイアローグが求めるところと、まず「聴くこと」を基本として、さらに「なぜ」という一方的な情報収集の言葉を戒める神田橋流の精神療法の教えは、よく一致する。ここでも、比較的早くにオープンダイアローグに魅力を感じ翻訳をした自分の最近の人生が、神田橋のこの本の遠いこだまとなっていたことを感じる。そして、私はオープンダイアローグで行われていることを、「大いなる常識」と呼んでいるのだが、それは縁あってスーパーバイズを受けたときに、私の診療について神田橋が「コモンセンス・サイカイアトリー」と言ったことも、はるかに影響していると気づかされたのだ。

五　日暮れて道遠し

その後に続く章、特に第一一章「軽い意識障害の診かた」も忘れられない章である。これは私と同世代の精神科医のかなりの人が注目し学んだ章であろう。この章を学んだ余得は、原田憲一という碩学を知り、そこから学ぶことで、広く器質性精神障害の知識を得たことであった。このような技術、知識の蓄積は、最近になって急速に失われているように思う。これは、精神科の守備範囲が広がるとともに、認知症を代表として器質的なものが精神科の専門性から遠ざかっている結果であろうが、そのことで何らかの弊害が目立ってくるのは、高齢者が急速に増えていくこれからであろう。

このようなことどもを、開業してからは忙しさにかまけて忘れていた。若いときに学んだことは、けっこう身についていると思っていたのだが、今回読み返して、実際は重要なことも忘れていたことに気づく。「なぜ」という問いへの戒めすら、そうであった。

だが、救いはこの本の中に開業医へのエールを見つけたことだ。面接というのは、いつでもそこで打ち切ることができるように組み立てるのが大切であると説いたところで、このことは三分間診療の際のすべての医師がやろうとつとめ、しかもそれに成功していることであると書かれているのである。神田橋はこの時代に、すでに開業についても目配せしていたのであると知るのはうれしいことである。

今回、読み返すことの効用に気づいたことがふたつ。自分が無意識のうちに行っていたことが、根拠があって学んだことだとわかること。もうひとつは、自分なりにいつの間にか膨らませていたさまざまな行為、言動、態度、そういう茫漠としたことどもに、ひとつ芯を入れ直したような気がすることである。

しかし、それにしてもこの稼業の、日暮れて道遠し、であることよ。

神田橋條治『精神療法面接のコツ』を再読する
――オープンダイアローグへの道――

はじめに

ここに一冊の本がある。一九九〇年刊初版、神田橋條治著『精神療法面接のコツ』（岩崎学術出版社）。扉を開くと著者のサインがあり、「まずよいチームリーダーになることを心がけましょう」とある。地域で保健所の精神保健相談員と組んで取り組んでいた「境界例」の女性について、公開スーパービジョンで教えを受けた時のものである。Nov. 23. '90と日付があるから、刊行すぐに手に入れてむさぼり読んだらしい。

この時から、現在のＡＣＴをやるに至るまで、自分がこの言葉に導かれてきたように感じる。もちろん、「よいチームリーダー」になれたと自惚れるわけではないが、神田橋が「対話するふたり」にこだわってきたのだとしたら、私は「対話するチーム」あるいは「チームと患者の対話」を目指してきたのだとあらためて思う。

現在、「オープンダイアローグ」に出会い、その原著を訳出して出版するめぐりあわせになった。このフィンランド発の精神療法を知るうちに、このオープンダイアローグはチームで行う支援でありながら、その根っこにあるものが、三〇年前に学んだ神田橋の姿勢や思想と同じものなのではないかと思うようになった。以下の短いエッセイは、単に「神田橋條治を再読する」のではなく、精神医療と福祉の世界で今もっとも話題になっているオープンダイアローグについての、神田橋流読み解きの一端である。

一　オープンダイアローグの構造

オープンダイアローグ（Open Dialogue：OD）は一九八〇年代の初め、フィンランド西ラップランドの小さな町で生まれた。その端緒は、病院での治療方針を立てる際に、それまで行っていたスタッフだけの事前ミーティングをやめて、計画も治療も最初から当事者を含むオープンミーティングで行ったことである。これは、従来の精神医療システムを患者や家族を中心にしたものに変えていこうとする試みの一環として行われた。

その後の試行錯誤を経て、ODは次第に一精神病院における治療から、患者・家族を囲む地域ネットワーク全体で彼らを支援するシステムへと発展していった。こうして、診断のいかんにかかわらず、精神病的危機にあるすべてのケースに対する支援システムが一九九〇年までに完成することになる。

このシステムによれば、精神病的危機が生じた時に二四時間以内に専門スタッフからなるチームが編成され、患者・家族とのミーティングが招集される。このミーティングには、地域のソーシャルワーカーやその危機に関連した重要人物（例えば職場の上司、学校の先生など）からなる患者・家族自身のもつソーシャルネットワークが集められる。治療チームは、その危機が解消されるまで同一チームで責任をもって、必要ならば毎日でもミーティングを行う。

ODは、このようにコミュニティベースの治療システムであるということが重要である。同時に、そのシステム内、とりわけ治療ミーティングのなかで生じる対話実践、つまり精神療法としての側面がある。その側面からみるODは、精神療法の基本中の基本と考えられているものをナラティヴセラピーや家族療法の言葉を取り入れて表現したものである。

さらに、その根底にはソ連の思想家・言語学者であるミハイル・バフチンの思想が大きく影響している。バフチンの思想の中心となるのは「ポリフォニー」である。ポリフォニーとは、眼前の

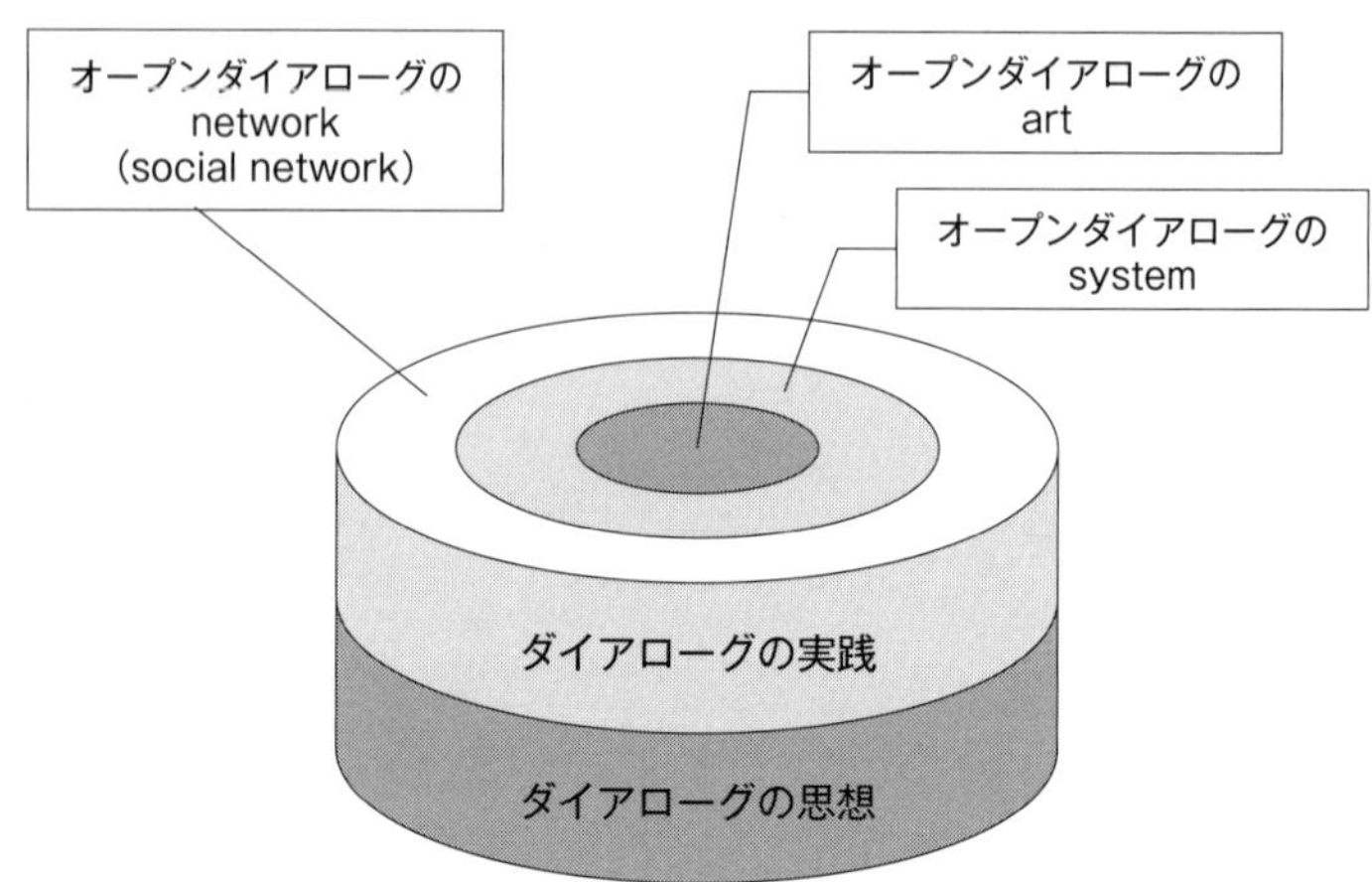

図１　オープンダイアローグの構造

現実を構成しているさまざまな観点（パースペクティブ）が，どれかひとつ，あるいは優位に立っている観点に収斂させられることなく，その多様性のままに共有されることである。ODが従来のさまざまな家族療法をはじめとする精神療法のエッセンスを取り入れて発展していながら，それらと決定的に異なるのは患者‐治療者という二者関係の対話ではなく，「ポリフォニー」をミーティングの場で実現することにある。

このような構造をもつODは，それを図示すれば図１のようになる。実は，このように図示される構造が，ODが社会システムを扱い，神田橋が治療構造を扱っているという違いを超えて，『精神療法面接のコツ』に述べられていることと同じなのである。

二　オープンダイアローグを『精神療法面接のコツ』から読む

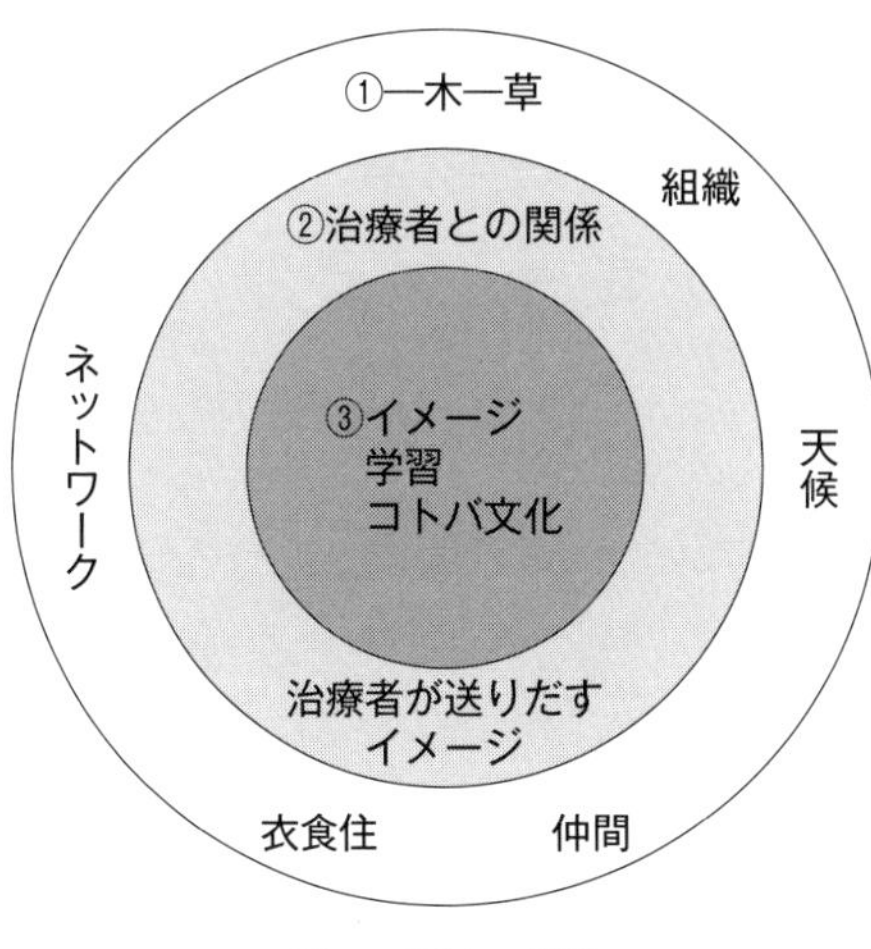

図2　面接の構造

神田橋が精神療法的対話についてもっとも重視するのは、「雰囲気」と「流れ」である。逆に、「雰囲気」がふさわしくなく、「流れ」が妨げられるなら、そこにどのように正しい精神療法の技法が使われていようと、それは他者を支援する関係にはなり得ない。このような流れや雰囲気は、精神療法家が意図して操作できるものではない。彼ができるのは、今目の前にある私とあなたの関係だけではなく、その外にある「雰囲気」と「流れ」を常に感じていることである。こうして、患者—治療者が対する場はそれを囲む大きな環境とともにあることになる。これをあらわしたのが、図2である（「コツ」第五章）。

この図があらわしていることが、ほぼ前掲のオープンダイアローグの構造そのものだといってよい。中心に対話があり、それを囲む治療者との関係はオープンダイアローグでは患者に安心感を与える二四時間連絡がとれ、問題解決までのつきあいを約束してくれるシステムである。そして、その外側には患者と治療者がもつソーシャルネットワーク、さらにはコスモスがある。

ＯＤもまた、場に生み出される雰囲気を重視する。患者が激しい感情に揺らされ自信を失っている状況で「多くのネットワーク・ミーティングで危機的な状況をくぐり抜けてきた私たちの経験は、ミーティングの場に居合わせるだけでそこに滲み出してくる。チームはそこにいるということで、自信と共感の雰囲気を醸し出す」のである。「流れ」は、また対話のリズムである。ダイアローグの思想とは、発話にはつねに応答があるということであり、ＯＤで重視されるのもまた発話と応答のリズムである。治療者はいかにその場で交わされている対話の自然なリズムに自分たちの発話と応答をあわせていくのかに細心の注意を向ける。そして、流れを止めないためには、発話に対し必ず応答すること、それが治療者のモノローグになってしまわないようにすることなのである。

ＯＤのもうひとつの、従来の精神医学からみると驚くべき斬新さは、対話にいどむにあたって事前の打ち合わせをして方針を立てることをしない、さらには患者のいないところで彼の処遇について（服薬や入院のことを含めて）話をしないということである。この徹底した透明性は、従来の医療に馴染んできた多くの治療者を戸惑わせる。しかし、これに対しても神田橋の答えも「コツ」の大切なものとして書かれている。これをセミナーなどで神田橋は「正直正太郎療法」と呼んでいたと思うが「治療者の思考過程を可能な限りガラス張りにする」のであり，このことが「抱え環境の強化のコツ」であるとすら言っている。

おわりに

神田橋條治の世界も，また三〇年にわたって地道に北欧の片隅で実践と思索が重ねられてきたODの世界も，この短いエッセイの中で書ききれるものではないし，その紹介がこの単文の目的でもない。単科精神病院の野戦病院のような臨床の中で，神田橋の著作に藁にもすがる思いで頼って対話精神療法のまねごとをはじめ，やがてチームリーダーとしての振るまいと思考を身につけ，患者に対するチームの中の自分の位置づけを守ることを信条として実践しながら，ODに共感するところに到達すると，また見えてきたものが神田橋の対話であったという，その縁の不思議さを思うばかりなのである。

「コツ」のあとがきに「自己の可能性の許す範囲内での，最高の精神療法家となるには，自己の資質と，人生体験を介して染み込んでいる厖大な学習とを，精神療法の技法に生かすしかない」とある。自ずとこの境地にあったことを，今になって知る。

同じあとがきは、次の文を含む一節で閉められる。「精神療法実務の要諦を一言でいうなら、『途切れが起こらないように、途切れている両者に橋を架けて流動が始まるように、と設定する工夫』である」。これがそのまま、社会システムを架け直すことで「新しい共同体」を生まんとするオープンダイアローグの要諦なのだ。

第Ⅳ部　座談会

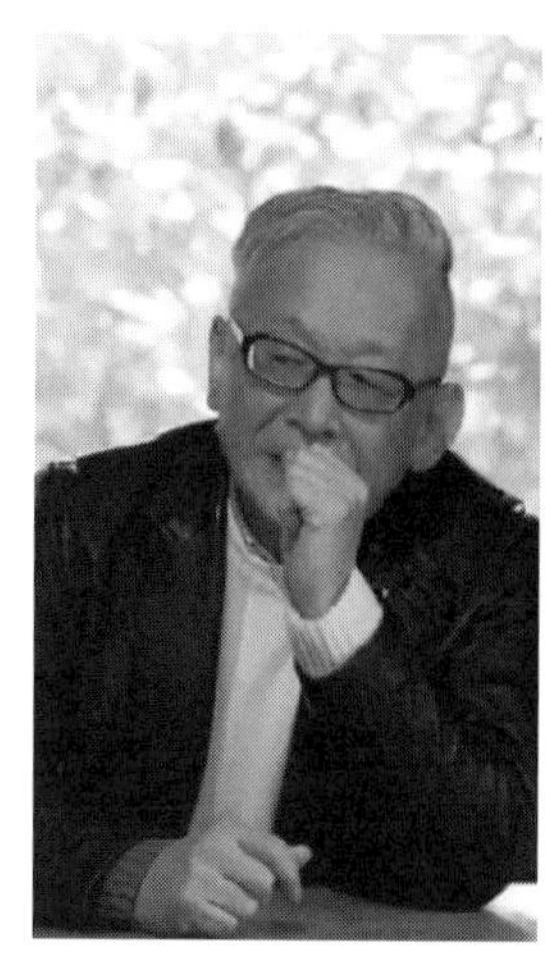
高木俊介

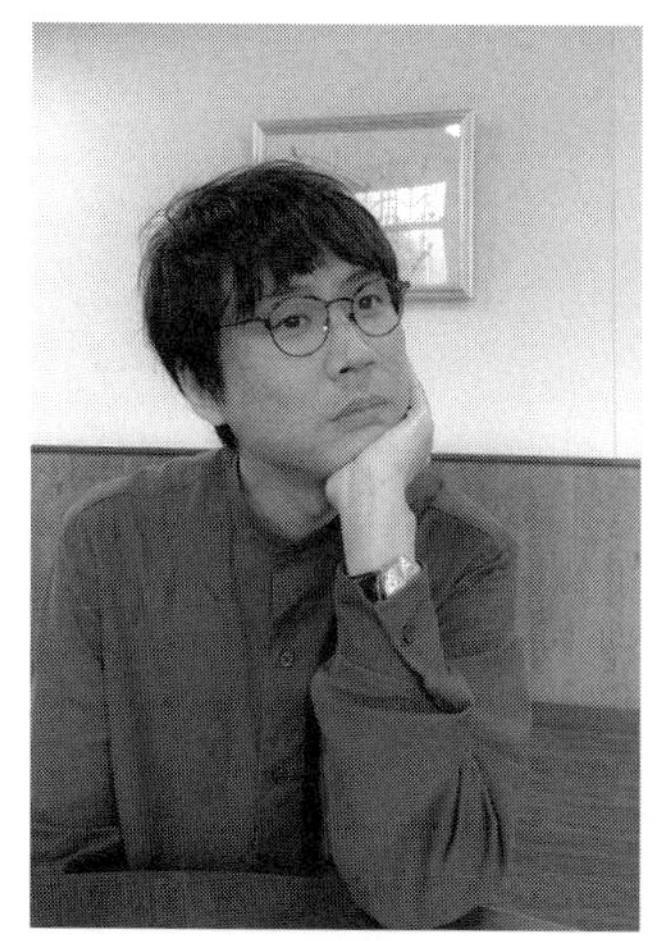
舘澤謙蔵

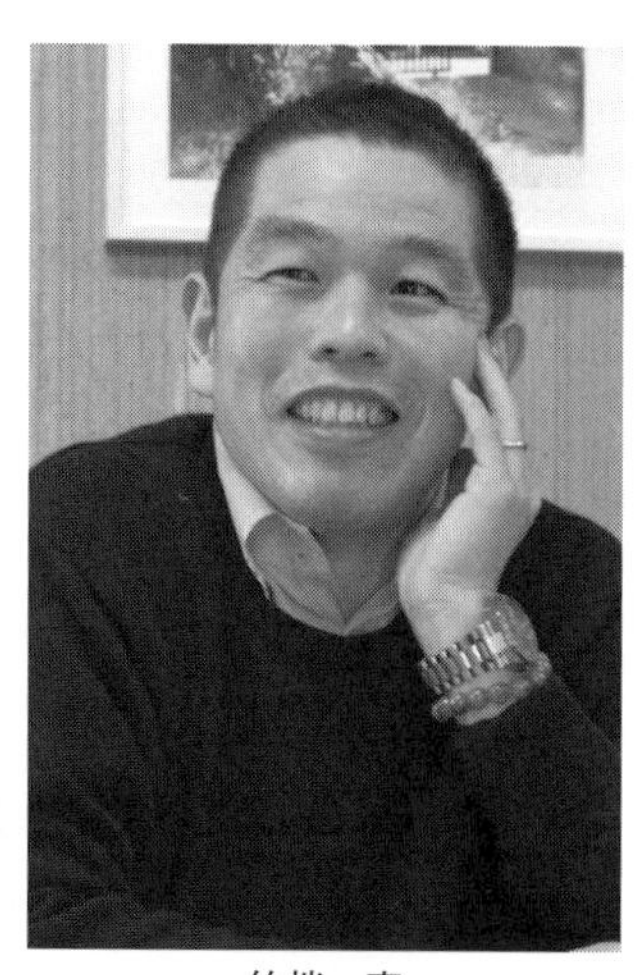
竹端　寛

［座談会］対人支援のダイアローグ

――ダイアローグの実践と精神医療改革、そして真の民主主義へ――

高木俊介・竹端　寛・舘澤謙蔵

ダイアローグとの出会い

高木　今日は集まっていただきありがとうございます。この数年、オープンダイアローグ（ＯＤ）や未来語りのダイアローグ（ＡＤ）を軸に、診療、チーム作り、教育といろいろな方面で一緒にやってきた仲間とこれまでを振り返りながらダイアローグの未来を考えたいというのが、この座談会の目的です。まずはダイアローグの研修を始めた経緯をお話しさせてもらいますね。

僕はＡＣＴというチームで行う精神障害者の支援を二〇〇四年からずっとやってきたのですけれども、一〇年ぐらいたって、いろいろな支援の行き詰まりを感じるようになりました。最初は精神医療を改革するぞという理念の下に集まってきた仲間たちとACTを始めたんですが、当然人も替わっていくし、人の状況も変わっていく。

支援の対象者たちも、だんだんと変化もするし入れ替わってもくる。重症の人を地域で支援すること、しかもそれをチームでやることは初めての試みでしたが、確かに一〇年の間にすごく成果をあげたとは思います。本来なら精神病院でしか暮らせていなかったような非常に重い方を、いろんな福祉の制度なんかも巻き込んで二四時間地域で支援するということもできるようになりました。

でも、一〇年経ってみると、じゃあその後にどうするかということなどで行き詰まるようになってきた。それは支援される当事者のほうにしても、いろいろな支援を受けて地域での日常生活はできるようなった、だけど、これから先どうしていったらいいんだろうということでもある。それに応えていくには、ただACTというシステムを使うだけじゃだめだろうなというのがあったんです。

それから、支援者のほうも一〇年間、理念の下に一生懸命やってきた、当然最初に集まってきた頃にあった、無手勝流であらゆることをやっていくエネルギーは自分が年を重ねるにつれてなくなる。ただやみくもにこちらが動いて支援すればいいというものでもなくなるし、支援者自身の生活も変わってきて、動けることにいろんな制限が出てくる。その中で行き詰まりを感じていたんですね。これをどういうふうに打開していったらいいのか。

それからＡＣＴという小さい地域の中でやってきたことが日本の精神医療改革に結び付くルートがなかなかない。こういうと不遜にも聞こえるけど、自分たちだけが頑張ってやっているのではないかという孤立感が生じる。ちょうど同じ時期に、僕自身は薬物療法にも悩んでいて、二〇一二年、ＡＣＴをやってちょうど一〇年目ですけれども、抗精神病薬についてすごく批判的なレビュー論文を書く機会があったんですね。

薬物療法の限界ということを調べていく中で、ウィタカーという人が書いている本がちょうど翻訳されたんです。『心の病の「流行」と精神科治療薬の真実』（福村出版、二〇一二）という赤い表紙の本。随分参考にさせてもらったのですが、その中に、じゃあ薬物療法にここまで限界が見えた後どうするかという最後の章があって、その中にＯＤのことが書かれていたんです。

でも、その当時まだ日本ではどうにも調べようがない。英語の単発論文が少しはあったけれども、それを読むほどにはまだ入れ込んでいなくて、頭の隅にずっとあるままになってたんです。そこに、偶然同じウィタカーがフィンランドのＯＤを現地にロケして撮ったＤＶＤが出ました。日本語字幕も付いているものなんです。

それが二〇一四年だったかな。そのＤＶＤが出て、一気にいろんな人がＯＤに注目し始めたんですよね。私もこのＯＤという薬物療法の限界を乗り越えるものについてみんなで勉強すれば、きっと何か次が見えてくるんじゃないかと思って、ＡＣＴ‐Ｋの中でそのＤＶＤを観る機会をもったんです。

ところがそれを観ると、みんなの意見がすごく割れた。あれってダイアローグそのものの現場は映っていないんですよね。スタッフたちがしゃべる。だから、実際に狐につままれたみたいになるんですよ。いったい何がやられてどうなったんだと。だけど、フィンランドのスタッフはやたらとほがらかないい顔をして、自分たちのやっていることについてすごく謙虚に話している。その顔がすごくいいんだね。そうすると、観た僕らの中でも意見が割れて、「何言っているかさっぱり分からん、何なの、これ？」という人と、「あ、いいですね、これ」という人が出てくる。実は僕もさっぱり分からなかったほうなのね。

「いいですね」という人が目を輝かせて、「ＯＤにすごい興味持ちます」と言うので、じゃあ、僕も自分で勧めておきながらさっぱり分からんじゃいけないかなと思って調べた。そうしたら、ちょうどセイックラさんとトムさんが書いた『Dialogical Meetings in Social Networks』という本が出ていて、それを取り寄せて読み始めたんです。

そしたら、今度はすごく面白い。何が面白いって、読み進めても、ＯＤとは何かとか、ＡＤとは何かなんてことはなかなか分からないんだけど、まず最初に、今の世の中で人の支援をしようとしても、支援する人たちがみんなばらばらじゃないか、と。そのばらばらな人たちがとんちんかんなミーティングをしては徒労している。これが現代社会の対人支援の大問題だ。これを乗り越えるためのダイアローグなんだって書いてあるわけよ。

それってちょうどそのころ、僕がＡＣＴ‐Ｋというチームをどうしたらいいのかと悩んでいたことと一緒じゃないか。それでこの本を翻訳すると決めて、ダイアローグの勉強を始めたのが最初なんですよね。ちょうど同じころに、斎藤環さんやら、石原孝二さんやらをはじめとして、ＯＤに非常に興味を持った人たちの集まりができていて、二〇一六年に、彼らがセイックラさんとトムさんを日本に招請した。その講演会に私と竹端さんが行ったんですよね。

そこで、講演内容よりも、講演者の人柄に惹かれてね。こんなふうな雰囲気でこんなふうな話をしていく人たちがやっているものなら、これは信頼できるんじゃないか。セイックラさんのあの誠実そうなところとトムさんのあの飄々としたところの組み合わせがすごくよくて、これはきっとやっていく価値があるだろうと思った。

僕がそのとき思ったのは、ＯＤはやりたい人がたくさんいるから、黙っていても広まるだろう。でも、そのＯＤを根付かせる土壌であるべき精神医療の世界が、日本ではどうしようもない状況だ。だから、どぶ池に花を植えるようなものだ。

「未来語りのダイアローグ」京都研修会をはじめる

それでも花はなんとか咲くかもしれないけれども、もっとどぶ池をきれいにするような作業をしなきゃいけないんじゃないか。ADというのは、対人支援をする人たちが自分たちの支援の姿勢を変えていく何かを持っているなと、本を読み、そしてトムさんの話を聞いて思ったんです。それで講演会の後に、僕は英語が全然駄目だから竹端さんをつかまえてトムさんに話しに行ったんですね。僕たちはADをやっていきたいので、来年京都に来てくれと。それが始まりだったですね。

でも、その後苦労したのがADって何だということをまわりに説明できないんだよね。言葉で説明しても、みんなが未来に飛んで一年後のいいことを言って、そのいいことをどうするかと話し合う会だなんて言ったって、誰もキョトンとしちゃう。そんなわけのわからない研修会にお金を出して来てくれる人っていないじゃない。

で、ACT-Kのメンバーたちの内部研修にするとともに、これまでACT-Kを支えてきてくれた外部の人たち、精神科の病院で大変なときに助けてくれていた病院のスタッフたち、一緒に精神医療改革運動をやろうとしている竹端さんたち、それにODを取り入れようとして実際に動き出した東京の人たちに声をかけた。

さらに広げていくために本当は地域機関の人、地域の保健センターとかそういうところの人も呼びたかったんだけど、そういう人がわざわざ時間を取ってきてくれるだけの説得ができなくて。でも、若手起業家を育てるコンサルタントなんかにも声を掛けた。そういう人たちも何か分からないけど面白そうじゃないか、と。そんなふうにして、日本には全く知られていなかったＡＤを一カ月、休日と土日と平日の夜をかけて研修していく会を開くことになったのが二〇一七年の四月、今はちょうどそれから五年ですね。

そのときにトムさんとロバートさんはいろいろな人に感銘を与えました。それによって、形としてのダイアローグではなく姿勢としてのダイアローグとでもいうべきものをみんなに学んでもらえたと思います。

その後に、皆さんそれぞれの現場でＡＤを試みたり、ダイアローグをいろいろな形で現場に合わせて使っている。竹端さんと舘澤さんはＡＣＴ‐Ｋの組織的な立て直しの中でＡＤを行ってもらった。そんなふうにして皆さんが実践を重ねていっているところを、こういう座談会という形で読者の皆さんに伝えられたらなというのが今日の趣旨です。ダイアローグにどんな思いがあったのかとか、自由に話していただけたらと思います。

精神医療改革運動からダイアローグへ

竹端　兵庫県立大学の竹端です。福祉社会学が専門で、精神医療改革のことをずっと追い掛けています。僕は『ルポ・精神病棟』を書いた大熊一夫に弟子入りし、大学院生の頃から精神病院でのフィールドワークを始めて、脱施設化・脱精神病院には何が必要か、をずっと探ってきました。

ＯＤに出会う前は、国の制度批判をずっとやってきたんですよね。二〇一一年に民主党政権になったときに、自立支援法を廃止して新たな法律を作るため、内閣府の障がい者制度改革推進会議総合福祉部会が作られます。そこに僕は脱施設化を進めるために委員として入ってくださいと言われて、二〇一〇年に委員になったんです。

この部会が画期的だったのは、五五人の委員から構成され、当事者団体の代表と、精神病院協会や入所施設派の代表など、これまで同じテーブルを共にしたことのないメンバーが一堂に会し、どうやったら日本で脱施設化を進めることができるのか、それを新しい法律の中に入れることができるのかを初めて国の会議の場で議論し続けてきました。「これで変わるかもしれない」と当初は思ったんですよね。

でも、この会議が始まったのが確か二〇一〇年で、ご承知のように二〇一一年三月一一日の東日本大震災の後、民主党の政権基盤が弱体化し、もともと新しい法律を作る、だから脱施設化もするという触れ込みで部会を設置し、「骨格提言」でその方向性を示したにもかかわらず、翌年二〇一二年春に厚労省はこの部会答申への実質的な「ゼロ回答」を示したんです。

その「ゼロ回答」に遭遇し、ひどく落ち込みました。結局は厚労省と自民党が納得しなかったら、どれだけステークホルダーを集めて合意形成しても反故にされてなくなってしまうことに気付いて、数年間ぐらい虚無感に襲われるような日々だったんですね。

そんな折に、師匠大熊一夫がODを知って、「斎藤環さんとかと一緒にフィンランドに見に行くけど、一緒に行くか？」と言われて、斎藤さんや石原孝二とフィンランドで出会ったのが二〇一五年九月のことです。

当時印象的だったのは、ケロプダス病院の看護師が「危機こそ窓が開いている」と言ったんですよね。急性期こそ窓が開いているからダイアローグのチャンスなんだと言われて、これまで日本の精神科医からはそんなことを聞いたことがなかったので、「何だそれは！」と思ったわけですよ。

だって、べてるの家の当事者研究が広まる以前は、「幻聴を聞いてはいけません」「幻覚はまともに取り合わないようにしましょう」と言われていたのに、彼の地ではちゃんと「危機こそチャンスだから幻聴や幻覚も含めて対話する」というのを聞いて、これはすごいパラダイムシフトなのかもしれないと思って関わり始めました。

でも、僕は舘澤さんや高木さんのような実践者と違って大学教員だから、狭義の意味でのODそのものを学んでもあまり生かせそうにないと思っていたときに、高木さんから講演会の場で「ちょっと通訳してや」と頼まれて、ＡＤの研修を京都でやってくれないか？」という話をトムに伝えながら、「これは僕も関われるのかもしれない」と思ったときに、高木さんも「準備ができたから京都へおいで」と言ってくれた。だから、正直何が始まるのか分からないけど、とりあえず参加したのです。

病院からダイアローグの世界へ

舘澤　そういう経過があったんですね。私は、舘澤謙蔵と申します。どうぞよろしくお願いいたします。

自分が今、ここにいるということがあらためてすごく不思議に思います。私は、大学卒業した当時、社会に出て、なにか仕事をするという意思がなく、ましてや、自分が精神保健福祉の世界に身を投じているなど想像すらしていませんでした。けれど、ある時点で、どうしても生きていくのに働いてお金を得る必要が出てきて、やむなく、働きはじめることになりました。

それで、働くなら少しでも人や社会に役立つような仕事がよいと考え、思いついたのが福祉の仕事でした。はじめは、近所にある高齢者の施設で約五年働いていました。介護職員や生活相談員の仕事をしていました。そこで働きながら資格を取りました。せっかく資格をとったので、ちょうど当時暮らしていた家の近くに精神科の病院があり、たまたま求人の募集が出ていたので、応募して、就職することになりました。それが、現在の勤務先の精神科の病院です。

だから私には、高木さんや竹端さんのような変革の志をもちあわせておらず、むしろ、何かそこに面白そうなことがあるのではないかという興味関心レベルで精神科の世界に入りました。精神医療の中の福祉の立場とか、病院のチーム医療というものがどういうものか全然知らない中で、いきなり飛びついたのが近所にある病院だったんです。本当にそれだけのことで、社会を変えるみたいな信念はありませんでした。

それでも、五年くらい働いていると、精神科の病院はへんなところだなとか、なんでこんなに長く入院している人が多いんだろうとか、働いている人もへんな人が多いとか、まあ私もですけど、ソーシャルワーカーって何をしてきたのだろうとか、さまざま疑問に遭遇し、この現実に対する不可解さを言語化したり、誰かに伝えるには、自分の経験だけではなく、やはり勉強したり他の人から学ばなければいけないと思うようになりました。

さまざまな本を読んでいるなかで、竹端さんの『枠組み外しの旅』（青灯社、二〇一二）や高木さんの『こころの医療宅配便』（文藝春秋、二〇一〇）などたいへん刺激的な本に出会いました。お二人のことを最初に知ったのはまさに紙面上でした。長くなりましたが、だから、お二人と自分とがある時点からつながったこと、それと今日こういうかたちでお二人と対面でしゃべっていること自体、光栄であり不思議であります。

それと、おふたりとつながるきっかけは、高木さんが二〇一七年四月にＡＣＴ‐Ｋで主催されたＡＤのファシリテーション研修でした。高木さんがフィンランドからトム・アーンキルさんとロバート・アーンキルさんを招待されました。この研修は、私に強烈な印象を残し、今の自分の在り方にも大きな影響を与えています。この研修の参加の機会があったからこそ、いまこうして、高木さん、竹端さんはじめさまざまな方々と繋がれています。

二〇一七年四月の京都でのＡＤ研修を受けてから五年がたちましたが、いまでもずっと、ダイアローグという考え方についてあれかこれかと内的な対話が続いています。ＡＤやＯＤをたんに対話の技法といってしまってよいのだろうか、それとも対話という行為は他者と向き合うときの姿勢や在り方をいっているのではないかとかいつも堂々巡りの思考をしながら、日々、細々と、ダイアローグ的な実践をしているつもりです。

「垂直の対話」と「水平の対話」

高木　ありがとうございます。話を聞かせていただいて、私たちにとってダイアローグとの出会いはやはりすごく大きいんだろうなって思いました。だからこそフィンランドで「未来語りのダイアローグ」を実践しているトム・アーンキルさんとロバート・アーンキルさんのご兄弟お二人を呼んで、一カ月の研修をしたんですよね。そのとき、僕自身は研修会の主催者としてあたふたしていて、今から思うとむちゃくちゃ残念なんだけど、自分が呼んでおいて、腰を落ち着けてお二人の話を聞くことがなかったんですよ。もともと腰の落ち着かない性格ではありますけれども。

でも、そのとき僕にとって一番印象的だったのは、学んでいる皆さんの変化なんです。一カ月の研修の中で皆さんの表情というか声の出し方、聞き方がすごく変わってきている。その中でも、それを一番その都度言葉にしてくれていたのが竹端さんで、竹端さんが回ごとにまとめてレポートしてくれるのを読みながら、まずは自分が変わることが社会を変えることの基礎になければ駄目だということを、この研修の中でだんだんと確信していく様子が手に取るように分かった。

ほかの人たちもみんなそんな感じだよね。対人支援の職業を選んでいる自分が抱えた切実な問題をみんなの前でダイアローグしていく中で、それまで抱えていた重荷を下ろせた人もいれば、もう少し深く対人支援とは何かということに突き進んでいったような人もいて、そういうのが見えるんですよね。

逆に、僕はそれを見せてもらうことで、ようやく変わっていったように思う。僕の場合は変わったというよりも、別のレイヤーが自分の中にできたなという感じ。それがその後何らかの形で自分がリーダーである組織に影響していると思うし、そこでの僕の態度や話し方が変わっていることはあると、自分では感じています。周りの評価は聞いていないけども。そんなことが研修の中で起こったんだけど、皆さんはどうでしたか。

竹端　「垂直の対話」と「水平の対話」の話から始めましょう。例えば今日のこの三人の場は水平の対話なんですけれども、ＯＤでよく言われているのは、この三人で話している間も自分の内側でいろんな声がしている。おそらくこれまでの自分はそれを論理的に伝えるための対話であったり、自分をどう守ったり、自分をどんなふうにほかの人によく見せるかを考えることはあっても、魂との対話というか、「いま・ここ」の場で内側から湧き上がるものを皆さんにぶつけるような「垂直の対話」はあまりしなかった。

それはなぜか。例えば大学教員や、ＰＳＷ、ドクターといった役割規定に縛られ、その役割規定の枠組みに沿った内容での対話が求められていると思い込んでいた部分がやっぱりあって、「いま・ここ」で湧き上がる思いや感情を口にしたら専門職として失格じゃないか、という自主規制があったのだと思います。研修を受ける前の自分はかなり肩に力が入っていただろうし、その箍を外してしまうと、どこに行ってしまうか分からない恐怖がたぶんあったんだろうなと思うんですよね。

二〇一七年の春、週末三日間の集中講座が続き、僕は当時山梨に住んでいたので片道五時間かけて通い続け、へろへろになりながらも、内側に湧き上がるさまざまな思いや感情に蓋をしなくてもいいんだと気づけた。一見するとすごく的外れな言葉が出てくるかもしれないけど、それも含めた「いま・ここ」の私であり、目の前に相対する舘澤さん高木さんがそれをそのものとして受け止めてくれるのであれば、「いま・ここ」を大切にした対話が成立すると腑に落ちた。すると、大学教員だからとか、精神医療改革の社会運動を大事にしているからとか、いろいろな社会的役割でがちがちに固めていた「鎧」がほどけてきた。

もちろん、それで専門性がなくなったではなくて、ODでは「専門性の鎧を脱ぐ・置く」というけど、「いま・ここ」で感じることを、とりあえず差し出してみる。そこからどのような展開になるか全く予想がつかないけど、とにかく「いま・ここ」で感じたことを対話のテーブルに差し出して、水平の対話が続いていく中で、また自分の中でも垂直の対話を繰り返す。そのありようが、僕の対話に対するイメージをガラッと変えただけでなくて、僕はそれまで対話できていなかったとも、気付かされました。

高木さんに出会った当初は、「竹端はうるさい」「わあわあ自己主張ばっかりする」と言われて内心傷ついていたんだけど、でも実はその指摘は図星でした。それまで、ロジカルに「こちらの主張が正しい」と言い続けないと大学教員として勝ち残れないと思い込んで、他者の話を聞かずに自己主張ばかりしていた。そんな自分のありように集中研修で出会ってしまった。だから、たぶんうるさいのは減ったんじゃないかな。

高木　いや、竹端さん、そんなことで傷つく人だと思わないから言っていたんだけど。

竹端　じつは繊細だからね。

高木　いやいや、僕も自分も政治的な立場で精神医療改革を目指していたから、竹端さんが主張するのを応援していたんですよね。だから、竹端さんがそれでは変わらないと虚しくなったのは、本当は僕も一緒だったんだ。今の話の中で竹端さんが言った垂直の対話の自分の中から何が出てくるか分からない怖さ、それを受け止めてもらえると感じたって、すごいことだと思う。普通は、自分のほうで検閲をした上で自分の立場に合わせたことをしゃべって、そこから双方の立場をすり合わせるというのが対話であると思われている。

それがすり合わされたら垣根を越えられましたということでめでたしめでたしで終わるんだ

けど、その前にもっと自分の奥から何が出てくるか分からないところと自分が対話をしている。それがどのように外に出ようと受け止めてもらえる。ＯＤとＡＤの大事なところは、そこだと思うんですね。それは何によって竹端さんには保証されていると感じたの？

場の力

竹端　舘澤さんや他の研修仲間と集中研修の期間、いろいろともやもやとしていることをしゃべり続けてきました。その中で最も印象的だったのは、ご一緒した臨床心理士の大家、白木孝二さんが「ダイアローグって結局、技法じゃなくて人間だよね」とぼそっと言ったことで、それがすごく腹落ちして……。

我々がトムさんから今学んでいることは技法のようでいて技法じゃなくて、その技法を使う自分自身のありようなんだ、そりゃそうだな。そう気づけると、役割や肩書きではなく人間としての地を出さないといけないと思ったし、同じ研修を受けている舘澤さんとかほかの仲間も徐々に徐々に人間を出してくれるようになった。そしたら、僕が人間を出してみて相手も人間を出してくれるんだったら、その応答の中で内なる「垂直の対話」を相手に伝えてもいいんじゃないかなと。

もちろん最初からできていたわけではなく、集中研修の一カ月間に繰り返しいろんな人と話して、研修の最中だけではなく合間もずっと対話し続けていたんじゃないかなという気がします。それが「安心して語る」ということを自分がしてみるきっかけになり、そういった場をどう保証しなければいけないかというのを自分が考えるきっかけにもなったと思います

高木　そういう場を保証する。

竹端　自分がそういう場を主催するならば、どうしたらいいのかっていうことを考えるきっかけになったんだと思います。

高木　そういうことを「場の力」とみんないつのまにか言っていたよね。「場の力」という言葉があの研修の中で自然に出てきた。

舘澤　僕もまさにあの時は「場の力」がここに現れていたように思います。同じ時間・場所で、同じメンバーが過ごすという経験。他者からのコントロールも強制力もまったくといっていいほど機能していない空間と時間でした。日常生活ではなかなか体験できないような場でした。

相手との関係が利害関係ではなく、手段的なものではなく、そばにいる人として、ただただ信じることができてくると、相手の声が聴けるようになる。相手の話を理解しようと力んで聞こうとしなくなりました。その人の話というより、その人の在り方、存在そのものを聴こうとしているというか、たんに相手の考えを受け入れるとか肯定するという垂直的なものでもな

く、水平的な共感がありました。

誰が何を言っていても自分に響き、そこから自分に内的なダイアローグが起こっていました。研修中の一カ月間は、竹端さんがいうように、研修している時間以外もそんな感覚が続いていました。研修が終わり、勤務先の病院にもどると、病院でのダイアローグと研修中のダイアローグとがあまりに違いすぎて浦島太郎のような状態になりました。

研修ではいろいろな考えがある人たちが集まっていたけど、敵対する関係じゃなくて、互いに大きな利害関係がないなかで、人が話すということに対して、自分がかまえたり、うがった聞き方をしたりしなくなりました。専門職やこころの「鎧」が外れて、自分が開かれていくのが分かりました。最終的には、それぞれがそこにただいるだけで十分に思えていましたね。一カ月たつと、同じ釜の飯を食った仲間というか、修学旅行で苦楽をともにしたクラスメイトのように思えました。

高木　自分の職場のことは言いにくいかもしれないけど、そういうことを考えていない今の社会の中の人の集まりとは全然違う？

舘澤　違いますね。職場レベルの集合では互いに弱みを出さず、隠して仕事している。あのとき集まっていたのは、高木さんの実に多様な社会的なネットワークから来た人たちで、高木さんからすれば知っている人だけど、集まったお互いそれぞれはそんなに知らないもの同士でした。

私はすごく人見知りが強いので、職種がまったく違う、普段から関わりのない人たちとやりとりできるだろうか、うまくしゃべれるだろうか、仲良くなれるだろうかとめちゃくちゃ心配していたんですが、気づいたら溶け込んでいました。先ほど、竹端さんが話されていた、白木孝二さんなんかは普段、私には出会いようのないかたですが、そういう他者と出会え、言葉を交え、互いに触発を受けるなかで自分も自然と変わっていったように思います。

場と時間を共有するなかで、互いがしだいにオープンになっていった。だからといって、結果、自分が相手に合わせるとか、相手と打ち解けて仲良くなるとか、意見が一致するとか、そういう調和が生まれたわけでもない。自分が人と違うこと、相手が自分と違うことにどんどん気づいていきます。その違いを責めたり、修正したり、無理に変えて乗り越えようとしなくていい。今、信じていたり感じていたりする自己のあり方が、そのままでいいと思える感覚がありました。

「そのままでいい」を誰が承認するわけでもなく、自然に自分のなかに自己がはっきりしてくるという感覚が芽生えていました。そういう自己の感覚は普段の社会的な場では抑えられていますが、ダイアローグの場の力でそういう普段はおさえられているような感覚が湧き上がってくる。それと同時に、参加者それぞれのうちに相手に対する尊重ともいえるべき念がダイアローグの経過とともに積みあがっていきました。

まっすぐに他者と向き合う

竹端　何よりトムさんもボブさんもオープンマインドってこういうことなんだということを体現しておられたわけですよ。講師というと、もうちょっと立派で偉そうな人にはこれまでたくさん会ってきました。もちろん素敵なお二人ですけど、すごくフランクで、誠実で、かつ真摯に心を開いておられるのを見て、いいな、と。

舘澤　お二人が醸し出している雰囲気もすごくよかったですね。

高木　トムさんやボブさんのことで覚えているエピソードってあります？

竹端　この研修から一年後だったかな、東京でＡＤの研修があったときに、その運営についてちょっと大変なもめ事がもちあがったんですね。

舘澤　あった。

竹端　夜中の会議でしたけど、トムさんがすごく真摯に通訳を交えながら聞いて、僕もそこはちゃんと分かっていなかったみたいなことを言って、どうしたらいいかを一生懸命考えてくれたよね。

舘澤　はい。

竹端　あのとき、この人は逃げないなと思ったよね。

舘澤　思いましたね。

竹端　そのときに、さまざまなダイアローグで危機があったときに、彼がどんなふうに対応してきたか、その一端を見せてもらったかもしれないと思いました。

舘澤　なるほどたしかに。僕は、東京でのＡＤ研修でのトムさんのことについてはあまり思い出せないのですが、二〇一七年四月のトムさんの姿で印象的だったことは思い出します。

ＡＤって、ファシリテーターが一人ひとりに質問をしていきますよね。その時は必ず一対一のダイアローグになるわけですが、そのときのトムさんの聞き方って、私が話すのは日本語だけど、トムさんは僕の日本語を聞き取って内容を理解できないはずだけど、トムさんはＡ４サイズのノートにボールペンで何かをメモしながら、真剣なまなざしを私に向け、懸命に聴いておられました。トムさんのその聴くときのまなざしというか姿勢は、私が話す日本語を理解しようとしてきいているのではなくて、私の声から私のトータルを聴こうとされているように思いました。

真剣に相手のことを聴こうとする姿勢。それはテクニックではなくて、真っすぐに他者と向き合う時のダイアローグの構えでした。自分の話を相手に聴いてもらえているかどうかは自分にはよくわかるものです。言葉は通じてわかるのではなくて、相手の姿勢を通じてわかるように思いました。

高木　そこは僕もすごく感じていました。通訳が入った話し合いとは思えないんですね。いくつか当事者に入ってもらったＡＤの実践をやりましたよね。そのときに当事者の人があれだけ安心していけるのはちょっとびっくりしました。途中に通訳が入ったりするのがいろいろ邪魔をして自然さがなくなるかと思っていたら、普段の支援者の僕たちと話すよりもフランクになっているなという。それも全体の安心の場の一つだと思うんですけど、それをつくるのがうまかったですよね。

舘澤　トムさんはフランクな雰囲気でした。ボブさんのほうは言葉での表現がおもしろかったのを思い出します。一つのリアルな対話が終わった後に、トムさんたちでダイアローグしておられましたよね。それを、私たち側にフィードバックしてくれていたときのトムさんたちの言葉が詩的でした。

実際のＡＤで、ある研修参加者が、支援の現場で悩んでいることを、自分を主語にして、身をふりしぼって、多くの人の前で誠実に話している場面がありました。その参加者の姿を目の当たりにした参加者への応答だったのでしょう。

覚えていますか。その参加者の方の渾身の打ち明けについて、ロバートさんは『勇気のエンジン』と即興で命名されたんです。お二人ともそういう言葉の即興というか詩的な閃きを大切にされている方でした。トムさんの印象はやはり聴く力というか、風貌からしても相手の心をつかむ力を感じました。心憎いのはムーミンのお土産を一人一個ずつ持ってきてくださって、あういう技でもみんなトムさんに心をつかまれました。

ダイアローグという「姿勢」

高木　ダイアローグというと何だか言葉のやり合いみたいなイメージがあるけど、現実には全然違うんだよね。僕の場合は「姿勢」という言葉が一番ぴったり来るんだけど、おそらくだからこそ精神病の人を相手にできるんだと思うんですよ。先ほどの急性期の時は窓が開いている状態だというのは、言葉としては本当は一番コミュニケーションできない時じゃない。落ち着いている時の言葉のほうがちゃんとしてるから。普通の僕らは、急性期は薬だけで対応して、ダイアローグが成り立たないという前提の治療をしてしまうけど、本当は統合失調症の人も、急性精神病状態の中で一番もがいていて何かを伝えたい。

竹端　でも、伝えられない。

高木　伝えられないでいるからこそ、ちゃんとその時窓が開いていると捉えるこちらの姿勢が大事になるんじゃないかな。

竹端　このトムさんやボブさんの逸話をすると、「カリスマの人だから」と誤解されるのが一番もったいないと僕は思っていて、オープンダイアローグは、カリスマではなくその人の人間性と繋がっているか、が大事なんですよ。カリスマにならなければできないのではなくて、人がもともと持っている自分らしさというか、自分との垂直の対話をして自分の軸をちゃんと持った上で相手の軸と対話をすることができたら、そのとき相手や場とつながるんだと思うんですね。それは急性期だと一番役立つかも知れない。

つまり、急性期の人は社会的な鎧が全く持てないような状態の中で必死になってもがいていたり、昏迷状態になっている。そんなときに、相対する私が白衣を着ているかどうか、PhDを持っているかどうかではなくて、私自身が軸のある人間としてそこにいるかどうか、そこで対話して応答しているかどうかがたぶん問われているんですよね。

それができている人は一見するとカリスマな人に思える。でも、僕がトムさんやこの仲間に五年前に教えてもらったのは、対話する主体として、これまでのありようを変える必要はあるんだけど、何かに変容する・成長するというよりも、それこそ小さい子どもが持っている、社会化する中で蓋をして抑圧してきた「本来持つ自分自身の軸」を取り戻すこと、その軸をちゃんと持って相手の話をじっくり伺い、丁寧に対話することの重要性です。おそらく高木さんがおっしゃった窓が開いている状態の人も、そういう人であればちゃんと応答可能だろうなという気がします。

舘澤　窓が開くという状況なんですけど、窓が開いていない状況というのがモノローグの状況でしょうか。

竹端　うん。モノローグの状態、あるいは役割や肩書きに縛られた会話。

舘澤　境界がはっきりしている。

竹端　はっきりしていて。

病院でダイアローグを実践する

舘澤　病院の組織の話し合いでもＡＤは使える方法ですが、僕が働いている病院でもこの五年間ぐらいの間で何回かＡＤを試してきています。

竹端　ファシリテーターは外の人が入っているの？

舘澤　完全に第三者の立場の、外の人にファシリテーターを頼めるにこしたことはないですが、現実的には難しい。それで、病院の中で、ほとんどダイアローグを知らない人にファシリテーターのやり方を伝えてやってもらったりしてきました。身近な人にファシリテーターをやってもらえるようになったら、もっとＡＤが身近なものになるかもしれません。そのための、ファシリテーターのやり方の簡便なガイダンスがあればよいと思います。

ＡＤはＯＤと違って、基本一回しかやりませんが、ＡＤはその一回の対話の時間がとても長いですよね。対話に対する考え方や人に向きあう姿勢はＯＤもＡＤも同じですが、ＡＤはＯＤとはシステムというか、やり方も適応されるシチュエーションも異なっています。

心配事や困り事をかかえている人、病院ではそれは看護師やソーシャルワーカーなど対人援助の人なのですが、その心配事のある人がＡＤのミーティングの呼びかけ人、つまり主催者となって、自分自身の心配事についてのミーティングをしたいとまずファシリテーターに相談するんですね。そこで、対人援助職の人の心配事の多くは、たいてい病院での立ち位置や自分の専門職としての役割とか他職種との連携の仕方とか協働の促し方とかになります。

心配事のある人がファシリテーターに相談し、自分の心配事や困り事の解消のために招集するＡＤのミーティングに、誰に参加してもらうかとか何を目指した話し合いにするかとか、ファシリテーターといっしょに考えていくわけです。だからこの段階から心配事のある主催者とファシリテーターとのダイアローグがすでに始まっているといえます。

それと、実際のＡＤは参加者全員で未来のある時点にいって、その時点から現在を眺めるという仕組みになっていて、ファシリテーターがミーティング参加者にインタビューする質問もユニークです。この仕組みや質問がユニークであるには理由があるわけですけども、そういうことを、ミーティングに参加してもらう人に、あらかじめ説明しておくことが、当日のＡＤのミーティングのメンバーの参加具合を左右するように思います。

対人援助の人が主催者となって自分の心配事の解消のために、参加してほしい人に思いを巡らせ、参加してほしい旨を、しかも、ＡＤミーティングのやり方に関するユニークさをも説明もし、ようやく、参加してもらいたい人が実際にＡＤのミーティングに参加してもらえたら、トムさんたちが二〇一七年四月の研修で話されていたように、すでにそのＡＤのミーティングはおおかた成功しているわけです。そして今から実際におこなわれようとするＡＤのミーティングもきっとなんとかなるだろうという希望的な予測がもてます。

ＡＤのミーティングが行われる当日に、呼びかけた人が集まってくれたら、自然に、そこに集まってくれた参加者たちに対する感謝や信頼の思いも湧き上がってきます。そういう念は、心配事や困り事を抱えていたミーティングの主催者を力づけてくれます。それは実際に自分がＡＤのミーティングの主催者になった経験から実感しています。

支援者自身の心配事を話す

高木　一番大事なのは、やっぱり心配事を出す人と、その人のことをファシリテーターがきちんと理解していること、それを話し合うのが「早期ダイアローグ」と言われている部分なんだけど、そこが実は一番難しいんだろうね。ＡＤのもう一つの大事なところとして、あなたの問題、誰かの問題を話すんじゃない、私の心配事からはじめるんだというのがまずあるんですよね。

対人支援という問題に限って言えば、問題を抱えている人が確かにいる。それを何とか解決しようとして、これまでだったら、あなたの問題はこれだ、だからこのようにしなさいとか、その問題のこの部分は薬で抑えるから任せなさいみたいになっていたけど、そうではなくてＡＤが焦点を当てているのは、その人を支援したいあなたが何に困っているのかというところですね。その困り事、心配事というのはもしかしたら当事者本人の問題ではなくて、彼に関わろうとしている人たちがお互いにずれているというような、こちら側の問題かもしれない。支援者は、本当はそこがもやもやして困っているかもしれないんだけど。

竹端　でも、これまでは支援者が「わたしは困っている」と言ったら駄目だった。

高木　駄目だったんですよ。

竹端　例えば舘澤さんが患者だったら、あくまでも舘澤さんが悪いわけであって、支援者側の問題ではないということで自己防御をしていたわけですよね。患者本人ではなく支援者側が問題かもしれないと思った段階で医療の敗北となってしまうので、それは言ってはいけないし、医療の敗北と言いたくないから「問題行動」「困難事例」というラベルを貼って、問題を外部化していたわけですよね。

高木　そうです。これは自分が困っているんだ、自分たちの不安であり心配事なんだっていうことを認められないと、ＡＤが始まらないところがありますね。

竹端　だから、ＡＤって、舘澤さんと僕がこの間ＡＣＴ‐Ｋに伺ったときも、僕らを当日招いてくださった段階で、もう話は半分終わっているのよね。

高木　あの時は、ちょうどいろいろなうちの組織改革があって、人が出ていったり入ってきたりして、新しく来てまごまごして何が起こっているのか全く分からない人もいて、そんな時にどうやって組織をまとめていくか、この組織を自分たちにとって何を目指すものにしたいんだろうってところが、日常のいろんな困難の中でぼやけてしまっていた。

そういうときに、うちのもとからいるスタッフたちがＡＤを学んでいたことで、自分たちでこのダイアローグの方法を使おうと言って始めた。僕がダイアローグでそれを解決しなさいと言ったわけではなくて、僕は蚊帳の外ですよね。あいつを入れたらかえってややこしいからみたいな。スタッフが自分たちで話し合って、お二人をファシリテーターに呼ぼうと決めたんですね。あの時、お二人でACT‐Kでダイアローグのファシリをしたときのことを語っていただけたらと思うのですが。

竹端　さっきの話につなげて言うと、ダイアローグにおける大事なポイントは、当日ではなく主催者と事前の打ち合わせをする段階で「誰かが問題だ」と思っているけど、そう考える「自分自身の心配事」が最大化していると認識し直すこと。その上で、「相手が問題だ」と矢印を自分の外側に向けるのではなく、「私は相手との関わりの中でどのような心配や不安が高まっているのだろうか」と矢印を自分自身に向け直すわけです。事前準備のそれが一番難しいんだろうと思うんです、どんなときも。

高木　はい、そうだと思う。

竹端　それはこのACT‐Kでもそうで、打ち合わせのときにいろいろ伺う中で、自分の外側に向いていた矢印を、自分自身に向けたらどうなるのでしょうか？　あなた自身のどのような心配ごとが強まっていますか？……と、こちらがおたずねして聞きました。

高木　うちのスタッフたち、ダイアローグを学んだ人たちだから、その辺は分かっていてもっとスマートにいくのかと思ったらそうじゃなくて、自分の心配事をファシリテーターに選んだお二人に相談する。やっぱりそこからなんだ。

竹端　たぶん渦中になったら全体像が見えなくなるんじゃないですか。

高木　うん、そうなる。

竹端　だから第三者が必要なんですよね。つまり、渦中にいる当事者はもちろんいざとなったら対話的であるけれども、問題を抱えている最中にはいろんなことがわだかまって、不安や心配事が増幅しているわけですよね。特に組織内の問題って、自分もアクターの一つになっているから俯瞰して見ることは原理的に無理なわけです。そのときに、第三者から見たらこうじゃないですか、ああじゃないですかっていう話ができるのが大事。

当事者が現前していることの大切さ

竹端　一番象徴的なのは、どうも話を伺っているうちにわかったのですが、退職される事が決まっていたベテランスタッフの方がいて、その方が重要なポジションにおられたのだけれど、そうであったがゆえに、それを引き継いで新しい体制になるにあたっていろいろな困難が生じていた。そのご本人はダイアローグの当日、「私は辞める立場なので、その場にいる必要はないと思う」とおっしゃって、「心配事（worry）」を話してくださる主催者の方が、「Aさんはダイアローグに出ないと言っているんですけど、それでいいでしょうか」と言われたときに、舘さんが「いや、出てください」って言ったよね。あれは決定的に大事なポイントだったよね。

舘澤　そうですね。

高木　それは心配事を抱えている人自身がそこに気付いていなかったということ？

竹端　というか、本人がそうおっしゃっているんで……という感じですね。

舘澤　そのダイアローグのファシリテーターを私がしたとき、そのダイアローグの呼びかけ人がいるわけですが、その呼びかけ人の方は「退職される事が決まっていたAさん」の自己決定を尊重されたのだと思います。たぶん、僕もこのダイアローグの呼びかけ人の立場だったなら、きっとそうしていたと思います。

けれど、ファシリテーターの私としては、いやいや、組織の今後のありかたについてダイアローグするのに、たとえ、そのベテランだったAさんが去っていって、組織が新しい体制になるのかもしれないけど、これまで組織の大事な人であるAさんは、当然、今でも組織の当事者です。だから、そんな当事者であるAさんを抜きにしてダイアローグするのは、とてもちぐはぐなことになると考えました。

それこそ集まった人だけのモノローグになるんじゃない。大事な話し合いなのに、緊張感のない、ゆるいダイアローグになるのは避けたいと思いました。そういう観点から組織を眺めることができるのは、やはりファシリテーターである私がその組織にとって第三者の立場の人だからでしょう。

竹端　そこがたぶんコンフリクト状態にある当事者間だと、「いやいや出てよ」とまでは言えなかったと思います。でも、僕らは第三者だから、「それは出てくれないと」って。

舘澤　そう思います。

竹端　ダイアローグが始まって、Aさんにお話を伺う順番になっても、当初はAさん自身、「これから辞めていく人間だから、この場に出る必要もないし、しゃべる必要もないみたい」という語りから始められた。でも一緒にダイアローグの集中研修で学んだ仲間だから、いざ語り始めたら、ご自身のこともちゃんと開いてしゃべってくださった。

舘澤　そうですね。

竹端　それが場に与えた影響は大きいよね。

舘澤　大きいです。

竹端　Aさんがダイアローグの場に来てくれた、そしてしゃべってくれたことが、場全体にすごく影響を与えていたと思いますけど、どう?

舘澤　Aさんが話し合いに入ってくれて、たとえ何も言わなかったとしても、Aさんがそこにいることと自体が場に影響を与えると思うんですよ。Aさんがいることで場の空気がかわる。みなさんAさんのことを意識して話さざるをえなくなります。Aさんがダイアローグの場に現前していることの意味は、Aさんの率直な意見をききたいとか、Aさんが職場を離れる前にAさんから助言を得たいとか、反対にAさんを批判するとかそういうことではまったくないんです。たとえ、緊張感に包まれてでも、Aさんがここにいることを意識してそれぞれが話すということが、Aさんへの気遣いや尊重することと繋がってくると思いました。

それはある種の賭けかもしれません。でも、自分がいないところで、自分のことや自分が大事してきたものについて勝手に話されることに対する、ある種のノーを言う抵抗といえるかもしれません。

竹端　これはODもADもそうなんですけど、「当事者抜きに話をするな」、が一番大事だと思います。つまり本人が聞いているところ、本人の存在があるところで話すっていうことの迫力よね。それは絶対ある。

舘澤　新しい体制を引き継ぐBさんが、実際にAさんを前にしてAさんを意識しつつ、それでもBさんは自分独自の視点から話をなさいました。Bさんにとってはその話はAさんがいないと湧き上がらなかった、Aさんがいたからこそ話すことができたと思います。AさんはAさんで、その場に留まってくれたことによって、Bさんの応答をきくことができた。それぞれ言うべきことがあるんですが、そのためには聞く必要があるんです。

竹端　つまり組織がコンフリクトを起こしているときは、誰か一人が問題だとかコンフリクトを起こしているわけではなく、周囲との相互作用の中で葛藤が最大化しているわけです。その相互作用のダイナミズムを、ある種ダイアローグは部分的に再生するんだと思うんですよ。それはＡＤでもそうで、部分的には葛藤がその場で現れるんだけど、みんなが一人ずつ話すのを聞く中で、少しずつ違った見方が出てくる。「あの人はこんなふうに考えていたんだ」「私ならこう言うかもしれない」「こういうところがちょっとなぁ」……といった「いま・ここ」における垂直の対話がその場の参加者ひとりひとりに生じていて、その「垂直の対話」が「水平の対話」の場で起こるダイナミズムに確実に影響を与えている。

舘澤　そうですね。まさにあのときの葛藤的な状況というのは病院という組織でもしょっちゅうおこる状況ですよね。どういうことかというと、患者さんのカンファレンスをするときとか、ある組織の会議とかで当事者不在でやってしまうような話し合いです。

竹端　本人なしで。

まず本人に耳を傾ける

舘澤　例えば、入院している当事者である患者さん抜きで、医療チームだけで治療や支援の流れや計画をつくっていくようなカンファレンスのようなたぐいです。それって、あらかじめドクターとか看護師とかワーカーとか医療チームにある先入観があるわけです。つまり、いまの病状の、患者さんに会議に出てもらったら、まとまるはずの話がまとまらないとか、ご家族の意見を本人がきいてしまうと関係性がこじれて入院が長引いてしまうかもしれないとか、そういう病院スタッフの予測に基づいて、あえて本人を話し合いに呼ばないようにして、決まったことを後に方針として患者さんに伝える。

支援の人や専門職の人が、患者さんのほうをみずに、話をきかずに、専門的な知識からだけで見立て、その判断に基づいて話し合いの場を設定してしまっているということはやりがちで、もちろん私もそういうことしていることもありますから、自戒をこめて話してますが。

高木 そう。うちでも、そう。

舘澤 だから、OD、ADで大事に思うのは、当事者である患者さんが話し合いに参加することであって、当事者がよいことをしゃべってくれるとか、いいことを言ってくれるとかそんな期待はいらないということ。さっきのAさんの話と同じです。当事者がその場にいてくれることでその周囲の人の言うことや言い方が変わる可能性が生まれます。支援する側に、当事者を目の前にしてともに考えていくスタンスがあるかないかは、ダイアローグにとってたいへん重要な意味を持ちます。

それと、ダイアローグでは誰から話すか、話す順番も大事ですよね。例えば、ADのミーティングでは、よい未来の状況を尋ねる質問って、必ずはじめに、ファシリが当事者に対してするじゃないですか。その次に家族、支援者、最後はミーティングの提案者という順番で。あの順番がダイアローグの肝で、ODでもそうですけど、病院内の環境や関係性の影響をできるだけ受けない状況で、まずはじめにしっかり本人の声を聞く。その声に対してきちんと他の人が応答していく。そういう当たり前のことをする。

病院という施設のなかで、治療やケアに関する話し合いの流れが、そういうふうに成り立つためには、支援者が自分の理想を述べたり、指導的な意見を強く言おうとするのを抑え、まず本人の話をみなで聴いて、それに応答するという、対話の場をつくるためにもダイアローグのファシリテーターがいるんです。

病院では、あらかじめ本人の意向を聞いておいて、本人抜きに関係者だけでしゃべって、後で本人に「こういうふうになりましたから」と言って、本人が「そうなん聞いてへんわ」ってなって、結局またあらためて話し合いをするということが起こりえます。さまざまな面からして、一方的なやりかたがまかりとおる場所です。

最初からちゃんと本人が参加して本人の声を聞く話し合いをしておけば、そんな事態にはならないはずですが、業務の忙しさや煩雑さや裁量の乏しさを理由にして、そういう現状をそのままにしている組織は多いのではないかと思います。きっと病院だけのことではないでしょうけれども。

高木　多いね。それは耳が痛い。僕らもこうやってダイアローグを学んで組織づくりに使っても、当事者支援にはまだ使えていないです。やはりＡＣＴ自体はそこが旧態依然としていて、医療としての計画を先に立てて訪問するというのがある。そこはものすごく悩むところで、僕がＡＣＴをやりながらＯＤにかかわっているということで、「ＡＣＴでもＯＤをやっているんですよね」といろいろな人から言われるけど、今の制度の中ではそれがなかなかできないんですよね。

ＡＣＴでは、実際はまず医療中心でやって何とか支える基盤をつくろうとしていたり、非常に重症な人、医療を拒否している人を受け入れたりもしますので、そういう人にどういうふうに関わり合っていくかについて、まずはチームで話して一致しないと。Ａさんという当事者を担当している個別担当チームは三人か四人だけど訪問するのは一人なので、その三人か四人の中での意思統一がなければ、訪問という形を継続的にとること自体が難しくなるんです。

それと、ＯＤが複数スタッフでやるように、個別担当チーム全員が本人の前に行けばいいじゃないかと言うけど、それは診療報酬上できない。それだけの複数の人が本人のところに行って同じ時間を取ることは経済的に無理なんです。主にそういう理由から、「当事者のいないところで当事者の話をしない」というＯＤの原則がＡＣＴではできないんです。これはむしろ病院のほうが、一つの病棟の中で集まりやすいのではないかと思いますね。

ただ、そういうことができていない現状があるにしても、やはりダイアローグの姿勢を学んだ人が行くのと、そういう姿勢なくただ観察するために訪問するのとでは全然違うし、そこはダイアローグを学んだスタッフが行くことが絶対いいと思います。今の日本で当事者のいないところで当事者の話をしないということを頑張って一生懸命やっているところは、あるところまではそれがすごくうまくいくけど、ある地点では私らがぶつかっているような制度の壁にぶつかって支援組織自体が崩壊してしまう可能性があると思います。

そこをどう乗り越えるかということで、僕は今のところ、今ある制度の中で使える支援組織でダイアローグの姿勢を保ち、支援組織をつくってそれを維持するために、その支援組織とADのようなことをやるようにしている。だけど、そこでもODの「当事者のいないところで当事者のことを話さない」という姿勢を貫徹できないでいる。そこはODを学んだ者としては忸怩たるものが常にありながらやっています。

精神医療の現実とダイアローグの実践

竹端　ぜひダイアローグの未来に向けて提起したほうがいいと思うのは、「診察や治療計画を作るとはなにか？」という既成概念を変える必要があるということです。現状では診察は五分か一〇分で済まさざるを得ないし、治療計画は本人に聞き取りをした上で、後で専門職がパソコンでフォーマットに基づいて作成している。そのようなものとして診療報酬が成り立っている。

けれども、本来精神科においての診察や治療計画は、「本人やご家族にちゃんと話を聞く中でみんなで考えていくものである」ということを、そのものとして認め、制度として診療報酬なりに適合させるようにしないと、じっくり話を聞けない。その前提がないから、ずっと三分診療で済まされるし、精神医療の質が向上しない最大の要因の一つでもある。この既成概念をどう変えられるか。

高木　相談支援にしても介護保険にしても、計画を作るときに本人を入れてやっていますと言われることがあるんですよ。だからこれってＯＤでしょ、ＯＤをやっていますよと言うんだけど、そうではなくて今こうした制度の中でやっているのは、制度にある支援にその当事者の希望を押し込めているに過ぎないのね。

結局、現実には今ある支援でやるしかないんだけど、そこに至るまでの過程も、当事者を制度のワクに当てはめることを目的にした過程。そこからはみ出してできないことをちゃんと支援者の胸に収めるというか、支援者の姿勢に刻み込むところまでも行っていないですよね。理念は徹底して理念で大切にしたらいいんですが、実践は現実のいろいろな制約やほかの要素もある中でやっていかなければいけないから、当然、実践というものは多くの間違いを含みながらやっていくものです。

その間違いだらけでしかありえない実践の中に、ＯＤの理念に照らし合わせて守るべきところを少しでも入れ込んでいくのが、今できることだと思う。そういうのがなくて、実践でこういう理念の形ができていないからこの実践は駄目じゃないかっていうふうに否定されるのもよくないと思うし、この形しかないんだからこれでいいんだという現状肯定にとどまってしまっては、ましてやよくない。

竹端　クリニカルパスのような標準化や規格化が精神科でも可能だという幻想があって、それに基づいて診療報酬がつくられたりするわけですけど、本当に治そうと思ったら、精神科にはクリニカルパスなんて無理ですよね。

高木　ほかの科だって本当は無理ですよね。

竹端　本当は無理ですよね。でも、それをすることによって標準化が可能で、比較化が可能で、介護保険みたいにパッケージ化が可能だからそうしているわけですよね。でも、それこそ対話が動的であるのと同じように、本来治療とか支援関係も動的なものであるし、動的な関係性の中から、結果として「残りかす」みたいなものとして治療計画なり診断名が事後的についていく。

高木　そう、残りかすだな。

竹端　ケロプダス病院で一番びっくりしたのは、「実は国に請求する書類は事後的に作るんです」みたいなことを言っていて、要は診断名なんかを付けないし、診断名は治療で重要ではない、と言っているわけです。診断名は診療報酬上付けるからとりあえず付けるけどみたいなことを言うわけですね。

高木　フィンランドの人たちも言うんだ。

竹端　言っていましたよ。診断名を付けることより、「いま・ここ」で混乱や葛藤が最大化している人、昏迷状態にある人を鎮めることが大事で、鎮めるプロセスとして、毎日のように支援チームとご本人や家族・友人たちでミーティングを続けていく。それで、ある程度混乱が鎮まったときに、国が求める書類の形式に適合するように診断名をつけ記録化していくんだみたいなことを言っていて、それはそうだと思いました。それが日本だと、対話に割くための時間は診療報酬上認められていない一方で、過剰な薬物投与も医師の指示書があればスッと通ってしまう。お金をかけるべき・重視すべき対象や方法がちがうんじゃないか、と思いますよね。

高木　そうですよね。しかも人間の実践の常ですが、最初はそうじゃないつもりで実際にするべきことをやって、それを後でシステムに当てはめて診療報酬を得るとか、システム上の報酬を得るというふうにやったとしても、気付いたらだんだんといつの間にかシステムに乗せるためにやっていたというように、逆転するんですよ。

竹端　そう。そうすると、たぶんODやADのキーワードの一つである「いま・ここ」が失われるんですよね。システムのほうを気にすると、とりあえず既存のパッケージのどれに当てはまるか、に埋没しやすい。でも、コンフリクトや葛藤、行動化した表現が、まさに「いま・ここ」で起こっているし、状況によっても人によっても違うその出来事への対処を、既存のパッケージに当てはめることなんて本当はできないんですね。

高木　そこは技術としてのダイアローグしか学んでいないのか、そういう技術としてのダイアローグが全然通用しないような制度の下で何としてもダイアローグの姿勢を守り抜こうとするかとの大きな差だと思う。ダイアローグをいろんなところで実践していこうとする人たちがこれからぶつかる壁は、おそらくそこだろうなと思う。

舘澤　病院の中でも結構ダイアローグをやろうとする人も出てきて、病棟で実践したり勉強したりしている方もおられます。

精神科救急病棟だと施設基準上、新規入院者の六割が医療保護入院でないといけない。医療保護入院者が多くなるということは、手続き上必要な書類が増えることでもあり、それに伴って病棟スタッフの業務も増え、煩雑になり、忙しくなります。

職員が一息ついたところで、また別の人が患者さんとして入院してくる。そういう状況のなかで、病棟のスタッフ複数が詰所をぬけて、保護室とかにいってダイアローグをしにいくとなるとどうなるか。病院という制度のなかではダイアローグは標準的な業務とみなされないので、詰所や他のところで標準的な業務をしているスタッフからダイアローグの志を持って実践しているスタッフに対してクレームや批判が向くわけです。

ダイアローグのための余白を現場につくる

病院の中で対患者さんとのODやスタッフ同士のミーティングをやろうと思ったら、制度に縛られた病棟の標準的な業務のやり方を見直して、それができるような余白を生みだす必要があります。普段の病棟システムの中の細かな時間単位のルーティンやさまざまな取り組みを見直したり、業務全体や部署の在り方、極端かもわかりませんが、病院組織の在り方をも問われる。フィンランドの実践をそのままやろうとしてもうまくいくはずがないので、違うやり方でやっていく必要があります。

ダイアローグのために余白を作ろうとすることは自分たちがどういう支援をしようとしているのか、何を大事に対人援助の仕事をしているのか、という自問につながります。ダイアローグはたんにコミュニケーション技法や対話の方法ではないし、ダイアローグをやろうとすれば、自分の実践のあり方や組織での立ち位置だけでなく、専門職間の関係性、それを基づけている現行の制度の大きな壁にも向き合わざるをえなくなります。

複数の病棟スタッフが率先して患者さんのところに対話をしに行くという一見よいことによって、その病棟という一つのシステムが回らなくなってしまう。それくらいの余裕がない。やっているほうはよいと思ってやっていますし、それを批判するほうも自分が正しいと思ってやっています。どちらも正しいのに、現行の病院という制度内ではそういう対立が起こらざるをえないので、ダイアローグをしようとしている場の外枠を変えていかないといけない。

高木　そこでその対立自体をダイアローグに乗せていくというシステムも、まだ病棟にはない。

舘澤　そうですね。そこまではありません。

高木　病棟のちょっとした診療会議みたいなものの中で、自分たちの葛藤を話せる場所があるといいんじゃないかな。

舘澤　そうですね。部署を超えての、現場の人同士の水平的な話し合いというのは、職能団体内にはあっても、組織内ではありません。方針を考えるような垂直的な会議はたくさんあるのですが。

高木　そういうのが今の医療や福祉の現場にないですよね。支援者の葛藤というのが本当にないがしろにされている。僕はダイアローグの姿勢を学んでからもう一つやっているのは、ファシリテーター的な存在として、いろいろな組織が抱えている問題、それは大変な利用者さんを抱えて悩んでいるというのとか、組織の中の人達が悩んでいるところに割と積極的に出かけていくことなんです。

その中で例えば二四時間の支援が必要な身体障害をもった人の支援チームでもやってみたりしたんです。もう一〇年ぐらい支援しているんだけども、例えば寝ている姿勢のちょっとした変換なんかでも、気に入られる人と常に当事者に怒られてしまう人がいる。そういう問題がずっと解決せずに来ていて、何人かの人だけが支援者として残って、あとの支援者がどんどん辞めていってていたりする。

こんなことがおそらくいろいろな支援組織で起こっているだろうけど、それが二四時間支援だといくつもの事業所からの支援者を集めてやっているんです。介助者さんたちが悩んでいるということで、これは当事者なしの組織のカンファレンスなんだけど、集まってダイアローグしてもらう。すると、自分がその当事者に嫌われているんじゃないか、その気持ちをどこにも持っていけない、こんなに言われても何でしなきゃいけないのかというような悩みが次々に出てくる。結局、お互いにみんながそう思っているということがまず分かっていなかったんですね。マネージメントする人もそういうふうにみんなの話を集まって聞いたのは初めてだったたんですね。みんなそれぞれ別の事業所から当事者のところへ行ってやることやって帰るだけ。その支援者の話し合い自体は、そこでお互い自分が傷ついていることを出せたことで、こういう話し合いの場をまた持ちましょうということになって、その後それがどうなっているか分からないけれども。まず僕がびっくりしたのは、福祉関係でも支援者ってこんなにばらばらなんだということ。しかも支援者としての傷つきを個人が抱えていなければいけない。

介護保険での老人介護も同じで、支援者に対してすごく攻撃的なことを言う、あるいはちょっとした暴力を振るってしまう人がいる。その中でその人を何とか支援したいという人と現場のヘルパーさんとの間がものすごく分かれてしまう。ケアマネさんも分かっていても、そのヘルパーさんの傷つきをどうサポートしてあげるかという方法も場所も時間もない。

そんな中で、結局ちょっとした介護に対する抵抗があるというだけでも、それは精神症状だということにされて精神病院に入れられてしまう。そういうことはおそらく僕が経験しているだけではなく、日々起こっていると思う。そういうところで、もっとダイアローグの時間、空間をとれるスペースをつくっていく作業がこれから求められるんではないかなという気がする。それにはやっぱりダイアローグの姿勢、考え方がすごく大事だと思う。

支援の向上のために

竹端　診療報酬を変えなくてもできることとして、病棟での患者さんとのダイアローグの前に、まず病棟・病院で働いている支援者同士のダイアローグが決定的に大事だと思っていて。

高木　大事だよね。

竹端　診察や治療計画を作る場面でなかなかダイアローグがしにくいとしても、その前に組織の中できちんと「現場の困り事」について仲間同士のダイアローグができているかどうか。今はそれが全然ないですよね。やっぱり問題行動・困難事例というラベルが貼られるような人って、その人の言動・自己表現と、周囲の支援者や家族などとの相互作用の中で「問題行動」とラベルが貼られ、悪循環が増幅し、「困難事例」になるわけですよね。

あるいは、問題行動に対する支援者の対応がうまくいかなかったから、それが悪循環になるわけですよね。やっぱりそこを開くための対話をすることが、実は支援の質向上につながるんだと。ダイアローグは何のためにやるのかというと、支援の質向上のためなんですよね。でも、今あまりにも支援の質向上ということが置き去りにされているというか、日々の病棟なり支援を回すことだけで精一杯になってしまっている。

もちろん精神医療改革で待ったなしの課題として強制入院をどう減らすのか、地域支援の量と質をどう増やすか、なんですけど、車の両輪として大切なのは、精神科の支援の質をよくしない限り犠牲者がいっぱい増えていくということです。問題行動・困難事例といわれるものに対して、放置をしたり精神病院に強制入院させて「解決のふり」をするのではなく、その人と周囲の相互作用の悪循環に支援チームが関わり、ダイアローグしながらその悪循環を変えていくことができるか。これは、強制入院を減らすのと同レベルで優先順位の高いことだと思います。

そして地域において問題行動や困難事例への関わり方を変える事は、地域支援の質向上に直結し、それによって強制入院が減り、社会的入院患者が退院出来る地域づくりに直結するのですよね。そういうダイアローグが展開してほしいな、と強く願っています。

高木　今は、全部逆だもんね。入院期間を短くしたから回転ドア現象が起こった。強制入院を減らしたから、地域には大変な人が支援を受けずに放置されたというようなことがどんどん起こっているのが今だと思う。それは本当に支援の質を置き去りにしていたし、じゃあ支援の質をどうやって上げるかというと、今は「勉強せよ」になるんですよね。

竹端　認定看護師や専門看護師を取れ、と。

高木　そう。医者はエビデンスのしっかりした薬物療法をしましょう。そっちの方向ばっかりなんだ。

舘澤　例えば、病棟勤務の看護師さんは勤務交代制で日勤と夜勤の二交代とか三交代とかしていますけど、全員が顔合わせて一緒に話し合う機会がまず持てないですよね。当たり前ですが、その病棟に三〇人ぐらい看護師さんが所属していたとしても、全員が顔をそろえてミーティングできないし、病棟内に看護師さんのチームが二つに分かれていたとして、そのチーム同士の話し合いの場も持てない。だから、実は同じ病棟の看護師さん同士であっても連携というのはすごく難しいんですよね。

大事な情報というものが、カルテを通じて共有されてそうで実はされていなかったりする。どこで顔を合わせて、話し合えるでしょうか。反対に、交代制でない部署は、対面でダイアローグをやろうと思えばやる機会はいくらでもつくれる。

私の勤務している病院は二〇二〇年一月ぐらいに救急病棟を始めたんですけど、その半年前の二〇一九年七月に、自分がADミーティングの主催者となって救急病棟に関わる自分の心配ごとをテーマにしたADをやりました。私には救急病棟ができるということに対してすごく懸念や不安がありました。でもこの心配ごとは私だけではなく、他の人たちも、この病院にいるかぎりなんらかの形で共有しているだろうと思っていました。

そのとき、ファシリテーターをお願いしたのが、二〇一七年四月の研修で出会った、他の機関の方々でした。近場にいらっしゃったので、メールでいきなりファシリテーターをお願いしましたが、急なお願いにもかかわらず快諾してくれました。

打ち合わせする時間はあまりありませんでしたが、当日のADでは病院のスタッフ十二、三人で、管理職や新人職員にも入ってもらえたりして、できるだけ多様な声がきけるようなかたちになりました。当日語られた、未来像は参加者それぞれで似ていたのですが、似ていたなかにも聴くと違いがあった。当たり前ですが、それぞれ思い描いていることが違っていた。その違いを知ってあらためて驚きました。また、「救急病棟になって忙しくなったけど、対話する時間がすごく取れています」と言う人もいれば「対話をし過ぎてほかのスタッフから非難されている人がいる」と言われていたり、それぞれがさまざまな未来の見え方をもっていることも確認できました。

今は二〇二二年三月だから、二〇一九年七月にADをやってからずいぶん時間がたったんですが、今、そのとき予想していたようなことにもなっていて、他職種間でもそうだし、さっき言ったように同職種間でも割れている状況がみえるようになっています。もちろん、新型コロナが世界的に流行するなど誰も予測はしていませんでしたが……。

もう少しうまくやれないものかとも我ながら思うところはありますが、いまでも、なにかあったらとりあえず話し合いの時間をつくろうとする姿勢は残り続けています。

高木　その姿勢が残っているのはすごいね。

舘澤　やっぱりそのときにＡＤをやっていたから、今もこうして残っているんじゃないかなと思っていて。

高木　それはぜひお二人がＡＣＴ‐Ｋでしてくれたのと同じようなダイアローグの場をやってみたいですよね。どういう力が人を変えているのだろうかって。

舘澤　そうなんですよね。

高木　竹端さんからしょっちゅう聞くのは、「やっぱり自分が変わることが大切」ということ。「垂直の対話」というものが自分を変えたと言ってたんだけど、今の話だと、もっと場をつくること自体によって変わっているね。場をつくれているからこそ、個人が変われる。

舘澤　変わる中で批判を受けることが出てきたりもしているんだけど、当たり前のことが起こっているなと思いますね。看護師さんはじめ、精神科に関係のない領域の人でもＯＤのことを知っていたりしますよね。新人の看護師さんなんかもすでに大学の教育のなかで教えられ、知っていたりする。

竹端　今度書くＰＳＷの教科書でも、ＯＤの執筆依頼が来ました。

舘澤　そうなんですね、専門職のそういう教育のところにも入ってきているんですね。

竹端　病棟でも日常で患者さんに一番接しているのが看護師だから、薬よりもダイアローグほうが本当は効くんじゃないかって、感覚的に分かっているのでは？

もやもやを持ちこたえる

高木　僕は両面あるような気がする。特に病院に勤めた経験から言えば、分かっているけどできないという苦悩が大きい。分かっていなければ別に何もなくていいんだけど。これは対人支援をしたい人みんなに言えると思うんだけど、そういう彼らの資質として、やっぱりダイアローグのようなことがあればという憧れやら、そこに希望があると感じている。あるいはもっと言えば、この職業を選ぶことで自分が救われるような気持ちっていうのが、もともと対人支援の仕事を選ぶ人の資質にはあるんでしょうね。

ところが、今の現実の制度は、それが打ち砕かれてしまうような環境じゃないですか。本当に打ち砕かれてしまう人もいて、その中で辞めていく人もいれば、対人支援といいながらものすごくシステマティックな鎧を被っていたり、医者だったらエビデンスだけに行ってしまうとか。この前、ＥＢＭの大家の名郷直樹さんと対談して面白かったんだけど、名郷さんはエビデンスを極めたがゆえに、それを活かせない現実の臨床を続けられなくなってしまったことを悩んでいた。何が一番悔しいって、高血圧の薬がいかにほんの少しの人しか救わないのかが分かっているけど、やっぱり医療臨床の現場の中では、そのほんの少し人に悪いことが起こった時には自分の責任が問われる、と。高血圧でも脳卒中になる人のほうがずっと少ないですよという説明をしたとしても、患者さん自身がその少ないほうに入りたくないから薬くださいと言う。薬を出さざるを得なくなる、薬を出して帰ってもらって、それでよしとする自分が許せなくなって臨床が苦しいんだって。そこを悩めるのがすごいなと思うんだけど、エビデンスを極める、勉強を極めるという形で現場で頑張っている人もいるだろうけども、多くの人は現場で悶々として、普通はその悶々を無理に忘れて仕事を続け、時にその悶々としていたことに目覚めて、これこそ自分が救える相手だと思える人が目の前に出て来たときにすごく入れ込んだり、そういうことの繰り返しをやっているのが今の対人支援じゃないかなと思うんですよね。

それだけに、今の若い人の中で対人支援を志してきた人の傷つきというのはすごいんじゃないか。そういう人たちがダイアローグという形を取り入れていく中で救われる、自分の中のもやもやにちゃんと向き合える。ＯＤの言葉で言えば、もやもやを持ちこたえていける。

竹端　「不確実さに耐える」ってやつね。

高木　そう、不確実さに耐えるってやつ。僕は「もやもやを持ちこたえる」と訳すのが一番いいと思うの。

竹端　だから、僕は最近結構あちこちで、「もやもやダイアローグ」を実践しています。福祉現場に研修で呼ばれたら、「最近皆さんが葛藤していること、もやもやしていることをしゃべってください」と振ってみるのです。実は、もやもやってすごく大事なような気がしていて、それはどっちともつかないけど自分の中で課題だと思い、かつこれをやれば正しいという「正解」のないものなんですね。

この間ある通所施設の研修で、僕が一〇分ぐらい話題提起をした後、「今の話を聞いてもやもやしていることをしゃべってください」と振ってみると、「理念はそうかもしれへんけど、うちの組織・自治体・チームの現実はこうやねん」みたいなことをいっぱいおっしゃるわけですよ。

それはすごく大事だと思っていて、外部者の指摘をうけて、「うちの施設では本当はこうやねん」とか「昔はこういうことができていたけど今は無理になってん」というようなもやもやする話を、皆さんどんどん話していく。その「もやもやセッション」を研修内で何度も繰り返すうちに、しゃべっている人の顔が明るくなってきて、「施設内研修でこんなに語り合ったことはなかった!」と言われることが結構あるんですね。

やっぱり組織の中のもやもやを、そのものとして語れる場が全然ないんだということが分かってきた。だから、最近の研修では、僕がしゃべる量を減らすほど皆さんの満足度が上がる。僕はあくまでも「もやもやに火をつける」話をした上で、さあ皆さんどうぞ話し合ってくださいと水を向けると、いっぱいもやもやが表現されて、そのプロセスの中で、場全体で考えが深まっていくのですよね。

もちろん新しい技法や療法、エビデンスを学ぶのも大切だけど、葛藤を抱えた現場では、技術論的な研修よりむしろ、「今の自組織の中でもやもやしていること、葛藤していることそのものを話してみてください」という対話の場づくりの方が、意味や価値がすごくあるんじゃないかなと思って。この間Zoomを使ったオンライン研修で、とある精神病院グループの法人内研修を頼まれたり、強度行動障害の人の入所施設で支援の質に関する研修を依頼された時、「もやもやダイアローグ」をしたら、やっぱりすごく評判がよくて。

面白かったのは、ある病院法人で権利擁護の研修をしたときに、その法人は訪問看護ステーションもあるので、病棟の人と訪問看護の人とオンラインでつないで、共通の内容で議論しました。「医療保護入院の患者さんで、家族は帰ってくるなと言い、本人は帰りたいと言っている。これを権利擁護的にどう考えていいのか分かりません」というモヤモヤを病棟看護師が出してくれて、それを素材に議論してもらったんですね。

そしたら訪看の人が、「そんなん家族の元に帰さんと、アパートを借りたらええやん」というのを聞いて、病棟の人が「そういうやり方もあるんですかと」と目から鱗だった。病棟内でモヤモヤしていることについて、法人内部の仲間から別の可能性を教わり、すごく納得したりするわけです。つまり、もやもやしていることは、外部者に何か提案されなくても、病棟内の仲間とか、法人内の別組織のスタッフから聞くと、案外ヒントがあったりするんだけど、そういうことを全然しゃべれていなかったんだなと思って。

こういう対話の後は皆さんすごく生き生きとした顔をしています。そういうもやもやダイアローグみたいなのが、組織内の制度疲労を解決するために大事じゃないかなとね。

高木　組織って、いいことをやろうとしても、やろうとすればするほどどこかにひずみが出るんですよ。組織の宿命だね。

まず、支援者同士のダイアローグを

竹端　結局は統制が効いている組織ほど官僚制化していくじゃないですか。官僚制化するとセクショナリズムになり、セクショナリズムになると問題の押し付け合いが必然的に発生する。人事異動という形でそれを解消してきたかに見えるけど、その組織内・組織間の不全はそれでは本当は解消できないわけですね。そこで大事になってくるのがたぶんそのダイアローグで、組織内のもやもやをダイアローグしてもらうことによって、大きくガラガラポンしなくても、日々の実践の中で、案外できそうなことが見つかってくるかもしれないですよね。

高木　今いろんなところで流行している組織づくりのためのダイアローグみたいなのは、「もやもやダイアローグ」じゃなくて、それぞれがしっかり自分の持ち場で意見を言いましょう、その意見を持ち寄って話し合ってすり合わせましょうということなんですよ。

竹端　それは「集合的モノローグ」ですよね。

高木　それ、確かに。僕らの対人支援のような、もやもやせざるを得ないことをやっているところから提案できるダイアローグがあるとしたら、「もやもやダイアローグ」かもしれない。

竹端　たぶん対人支援でODを用いる前にその組織内ダイアローグをちゃんとやるのが、対人支援でダイアローグをやるための素地になると思うんですよね。

高木　そうだと思う。極端な話、僕が病院でダイアローグをしようというときに心配なのは、ヒエラルキーで固められた組織の中のその一部の水平な階層だけを切り取って行うダイアローグで終わってしまうんじゃないかということ。

竹端　ケロプダス病院が一九八〇年代に長期入院が多くて病床数も多くて、病院全体が疲弊していたときに、まず始めたのは病棟スタッフの研修だったんですね。
　そこで医者も看護師もソーシャルワーカーもみんなが同じ家族療法を学んで、同じ言語でダイアローグができるようになってきて、それがあったからその後チームとして動けるようになった。たぶんその素地をつくるのは今日本でもできることだし、病棟組織の中でダイアローグする文化を育てることが、結果的に患者さんとのダイアローグの質も変えていくためにはすごく大事なのではないかと思うんですね。

ダイアローグから精神医療改革へ

高木　だよね。今の話をずっと聞いていて、だんだん組織のダイアローグの話になったじゃないですか。聞きながら、僕の中では一番最初の疑問だったんですが、竹端さんが組織改革より今は社会を変えるために自分が変わることですと言っていたんですよね。

僕はそのときに、自分が変わるのに忙しかったら社会が変えられないじゃないか、たいていの人は自分を変えるのに忙しくて社会に興味がなくなっているじゃないと思ってたわけだけど、ダイアローグを通して少し見えてきたのは、まずはダイアローグの姿勢というものが自分の中にできることで自分が変わっていく。それは本当は非常に難しいところだし、僕らが五年前にやった研修から五年間かけてようやくじわじわと分かりかけてきたようなところだと思うんですよね。

でも、そういうものが分かりかけていくと、今度は、自分の身の回りの小さなシステムを変えなければダイアローグができない。でも、ダイアローグができるようになればその小さな組織も変わるし、もう少し上のレベルでの変化も見えてくる、目指せるようになってくる。その積み上げなのかなという感じ。

そこで、ダイアローグと精神医療改革というのがようやく結び付く。その間を埋めていくのはすごく困難なことだけど、それを埋めていく作業が精神医療の改革につながる。それが、フィンランドでケロプダス病院が実現したようなことを日本でやっていけるようになる道筋なんだろうな。最初に竹端さんが挫折した国レベルを変えることはいつになるか分からないけれども、ダイアローグでそういう自分の身の回りの小さな組織を変えていく中で、今度は国レベルに飛び出す力のある人が出てくるかもしれない。

舘澤　組織においてトップダウンの決定だけでやっぱり組織は変わりにくですよね。

高木　トップダウンでは変わらない。

舘澤　組織のトップや管理職がいまの現状がこうだからみんな変わろうと一方的にメッセージを出し、対話を呼びかけても、呼びかけられたほうは反応しにくいですよね。むしろ、その呼びかけに対して抵抗や警戒心をもおぼえてしまうでしょう。

余白の話になるのですけど、やはり、組織内において、会議や委員会ではなく、臨床の前線で働いている人の声から心配事や不安、ニーズについて丁寧に聞いたり話したりできる場があるかどうか、対話の場という余白を病院という組織のなかにつくれるかどうかが、その組織が何を大切にしているか、何を目指そうとしているのかを示していると思います。そういう姿勢を組織のトップや上の人が下心なしで打ち出すのはありだと思います。

竹端　イタリアでは結局バザーリアが精神病棟を閉ざすに至りましたけど、その精神病院をなくす一八〇号法の始まりは、バザーリアがパドヴァ大学の医局を追い出されてゴリツィアの精神病院の院長として赴任したときに最初にやった、利用者、看護師、医者とか関係なく、病院全体で話し合うアッセンブレアでした。

最初はアッセンブレアでの議論は大混乱で、ある日、患者さんがそのアッセンブレアの部屋の外側からゴンゴンと窓をたたいていたんですって。「部屋の中に入って」とお願いしても、彼は行動を変えなかった。それを見て初めは異常な振る舞いだと思っていたけど、やがて、「ちょっと待って、彼が中には絶対に入ってこないで外からやっているのは、普段彼が議論の中に入れてもらえずに外から抗議しているのを象徴的に表しているんじゃないか」と誰かが言い出した。「そうかもしれない、じゃあ今まで何で話を聞いてこなかったんだろう?」という話がなされる中で、民主的な治療とは何かみたいな議論が成熟していった。その素地があって、やがて病棟や病院の閉鎖へと、つながっていった。

国の法やシステムを変えていくのはそう簡単ではないけど、トップダウンではなく現場レベルで自分らが納得できるような対話をしていくことは、ちょっと工夫すればできること。例えば急性期病棟という部署で組織内ダイアローグのダイナミズムが動いていけば、この急性期病棟では面白いことをやっているらしいぞという噂が広まるし、それをやっていて、どうやったらあんなふうにできるんだろうかというものが広がっていく。

そういうムーブメントが広がっていく中で、お互いが質の高い医療ができて、気持ちのよい職場とはどういうものかということに気づくことができたら、そこからボトムアップ的に質を良くしたり改革していくことは可能な気がしています。僕が「社会を変える前に自分が変わらないといけない」と思っている最大の理由は、「社会が変われ」と言っているときは、どこかで「私は悪くない」と思っているんですよね。でも、誰が悪いのかを糾弾しあうのではなく、「私のアプローチの変化によってあなたとの関係がどう変わるか」を探るのが、たぶんダイアローグの基本だと思うんですね。やっぱりそれを愚直にやっていくしかないんじゃないかな。

ダイアローグから民主主義へ

高木　そうなんだよね。二〇年ACTをやり、四〇年精神病院解体運動をしてきて、僕はおそらく基本的に竹端さんと同じ道を通っていると思うんだけど、個人や身の回りの声が届く人たちの変化というのがどう社会の変化につながっていくのかというのはまだまだ見えないけども、以前トップダウンを期待して上のシステムを変えようとしたときよりはずっと見晴らしはよくなった気がするね。

道は長いというのが分かってもどかしいけど、見晴らしはいい。

竹端　高木さんが南方熊楠のTシャツを着ていたじゃないですか。あれって実は「萃点（すいてん）」なんですよね。

高木　「萃点」です。

竹端　萃点って何かというと、中心点が一つというのが従来の考え方なんだけど、萃点というのは無数にあるんですよ。今日の対話の場でも、登場人物それぞれに萃点がある。それぞれの軸があるわけですよ。それぞれの萃点、それぞれの軸があって、それぞれの相互作用で動いていくんだから、トップだろうがボトムだろうが、あるいは官僚だろうが訪問看護だろうが関係なく、どこからでも実は本当は動かし得るというのが、たぶん南方熊楠のいう萃点なんですよね。

高木　そうです。

竹端　でも社会運動の失敗は、やっぱりそれは集団でやらないといけないんだから、トップダウンでがちがちに結束して一蓮托生的にやらないといけないみたいにある時期思ってしまって、萃点性を失ってしまったのがたぶん社会運動の失敗で、今からの時代は、やはりその萃点性をどう取り戻せるかというのが、変動する人間関係のダイナミズムを動かしていく上ですごく大事なんじゃないかなという気がするんですよね。

高木　支援者の傷つきの話があったけど、民主主義というのは傷ついた人の声のことだと思うんだよね。逆に、これまで世の中を動かしてきたのは傷ついた独裁者だったんだ。

竹端　そう。

高木　政治的トップになる人間というのはどっかで傷ついたこととの裏返しで。

竹端　代償としてね。

高木　代償としてああいう精力的な行動ができるんだよな。ほとんどの人はそうはなれずにいるんだけど、本当はもっと小さな傷つきをみんなが持っていて、自分の声を聞いてほしいというのを汲み取り合う、聞き合うのがダイアローグであり、民主主義なんだ。

竹端　だから、そういう意味で言ったら、トラウマインフォームドケアで一番大事なのは当事者相手じゃなくて、本当は組織内なんですよね。組織内で傷ついている人がいっぱいいて、特に支援組織でトラウマを抱えている人はいっぱいいるはずで。

高木　そうなんだよ。本当にこのごろそれに気づいた。二〇年自分の組織を見ていて、本当に傷ついた人がいっぱい出て、こうやってトラウマのことをやり始めて支援組織をいろいろ見るようになって、何か支援者がみんな傷ついている。でも、支援者の僕らにはそれを独裁者のように裏返してそこで馬力をかけて切り開いていく力はないから、やっぱりみんながそれぞれの傷を大事に聞き合うような関係で集団をつくっていく、社会をつくっていくしかないので、民主主義というのは傷ついた者同士の語り合いであるみたいな感じ。なかなか難しいけどね。

竹端　たぶんリーダーの役割も問われるんですよね。ほかの人に傷を与えながら組織防衛をしたり、組織をかき回したりたりする形のリーダーになるのか、トラウマのメガネで組織内の課題を眺めた上で、一人一人の傷つきについて安心して語れるような組織的基盤を保証するリーダーであるのか。リーダーがその場にいるとできない対話もあるかもしれないけど、その対話をする場や時間は保証しますとリーダーが言うことはできるわけですよね。

それが病棟の責任者であれ、医局長であれ、あるいは病院の院長であれ、リーダーに求められるのはそういう「傷ついた声がそのものとして出せるような組織づくり」をどうできるのか、それを安心して聞けるような素地をどうつくれるのかということだと思います。

高木　そのリーダーたちは、自分たちのヒエラルキーの弊害について常にダイアローグを続けなければいけないんだ。そのリーダーたちの対話が足りないな。

竹端　本当はリーダーのピアサポートグループが必要なんですね。

舘澤　リーダーというものはなかなか弱さを出せないですよね。リーダーはいつも苦しそうですもんね。僕はリーダーじゃないのでその苦しさとは無縁ですが……。

高木　リーダーのこと話しだすと、ほんとうにリーダーって要るのだろうかという根本的な疑問もあるし、今、対話を堰き止めてしまっているのはリーダーという立場の人、僕も含めてじゃないかと思えてくる。

さっきの話、「傷ついた民主主義」みたいな話、ダイアローグによって社会が変わっていくときの目指す先という意味でもっと深めたいですね。それを今後の課題として、本日はこの辺で。

今日はほんとうにありがとうございました。

二〇二二年三月五日

あとがきにかえて
――ダイアローグ、現代社会の夢と現実――

オープンダイアローグ（Open Dialogue：OD）と「未来語りのダイアローグ（Anticipation Dialogue：AD）」は、ともにフィンランドで誕生し発展したダイアローグの方法である。両者はともに「ダイアローグの思想」を基盤とする実践であり、重なり合う分野で互いに影響しながら練り上げられてきた。現在の日本ではODのみが注目を浴びているが、それだけではダイアローグの思想と実践を精神医療の現場の中に閉じ込めてしまい、それがもつ豊かさを存分に生かすことができない。

ODとADをあわせて本書では「ダイアローグの実践」あるいは単に「ダイアローグ」と呼んできた。そして、ダイアローグについて本書の最後に、三つの側面があることを強調しておきたい。その三つの側面とは、ひとつは技法としてのダイアローグ、もうひとつは、システムとしてのダイアローグ。ODについて言えば、技法としてのダイアローグとは家族精神療法を基礎とした種々の精神療法的技法であり、システムとしてのダイアローグとは二四時間即応するチーム体制である。本書の論考では主にこの二つの側面を強調してきた。ここで新たに三つ目として加えたいのは、ソーシャルネットワークとしてのダイアローグである。この三者が一体となってはじめて、これらの優れた実践の基盤にあるダイアローグの思想が生きてくるのだ。

実際、ダイアローグの開発者であるヤーコ・セイックラ（Jaakko Seikkula）とトム・アーンキル（Tom Erik Arnkil）の最初の共著のタイトル原題は「ソーシャルネットワークにおける対話ミーティング」であり、その内容もソーシャルネットワークの重要性を説くことからはじまり、ダイアローグを実践すること自体が新たなソーシャルネットワークを作り上げていく過程となっている。

ソーシャルネットワークとは、人がこの世界に生きる限り持っている人と人との関係の網の目である。それは親子・家族であり、友人であり、近隣であり、学校であり職場である。著者らによれば、近現代社会の特徴はこのソーシャルネットワークの機能不全が顕著になったことにあるという。それは「リキッド・モダニティ」（Z・バウマン）と呼ばれたり、「リスク社会」（U・ベック）と呼ばれるようになった社会であり、そこでは人間関係が希薄化、流動化し、明日はまたたくまに今日と違ってしまう。個人は自分より大きなソーシャルネットワークによって支えられているという安心感を奪われ、つねに不安と緊張を強いられている。

ＯＤもＡＤも、このような現代社会に対する認識を背景にもっている。ＯＤは精神病的疎外のまっただ中で、ＡＤは対人援助が高度に専門化して有効なネットワークを形成できないという事態が日常化するなかで、それぞれに対処しようとした実践家たちが試行錯誤を重ねながらつくりあげてきたものである。

彼らの著書『オープンダイアローグ』（日本評論社、二〇一六）は、ＯＤやＡＤの技法を伝える書ではなく、その思考と試行錯誤の過程をありのままに辿ったものである。ＯＤやＡＤを技法として学ぼうとする者にとっては、物足りないか失望すら感じさせるものかもしれない。しかし、その背景にある現代社会への認識を理解しない限り、ＯＤは精神病者の疎外をやはり特殊なものとして扱ってしまい、ＡＤは専門的支援の失敗の責をその技術のまずさにのみ帰して終わってしまうであろう。ＯＤやＡＤという方法を生み出していった彼らの思考の過程を、私たち自身が辿り直さねばならないのだ。

現代の精神医学は精神病を脳の病変にのみ還元し、そこで想定される脳の化学的機能に対して薬物療法を行い、機能を修復させることに重点を置いている。ほんとうは、私たちはみなそれぞれ自分独自の脳神経系の多様性を抱え、自分の身体を含めたさまざまな環境やそれ以上に複雑に広がる人間関係の中で、それぞれの脳神経機能に見合った形でストレスを処理してきている。そのことは健常者と言われる人と精神病者とラベリングされる人の間に何の差もない。精神病者とラベリングされる人は、たまたま彼の脳神経機能の処理過程で幻覚や妄想という形で反応しやすいだけである。別の人は単なるイライラや怒りっぽさ、あるいは退却として反応しているかもしれない。ODは、互いに理解しあえる言葉をダイアローグによってつくりあげることで、両者の間に新しい現実を作り上げる。できあがった新しい現実の中で、精神病者の言葉は彼の特殊な脳の産物として共同の現実から疎外されることはない。

精神病者と彼をめぐるソーシャルネットワークの中で、ODによって生まれる新しい現実は、彼を取り巻くネットワークそのものを変容させる。ネットワークはそこから異質な人間、違うパースペクティブをもった人間を排除するのではなく、ネットワーク自身が変わるのである。これを積み上げていけば、ネットワークは社会の全体に近づいていき、社会はネットワークとともに変化する。ODは、精神病者を医学的観点によって治癒させるのではなく、彼が安心して過ごし、彼もまた周囲の人々との共同の現実を受け入れていけるような新しい共同体を準備するのである。そのとき、ODはすでに精神医学を超えている。

精神医学の中にあって、その精神医学を易々と超えるODは、いずれ社会のダイアローグそのものとなる。あえて言えば〈精神病者すら〉包摂するほどにダイアローグが成熟した社会は、他の誰にとっても安心できる生きやすい社会であろう。そして、そのような社会は、現代の私たちが慢性的に抱かざるを得なくなってしまっている流動性と不確実性に対する強力な抵抗の基盤となる社会である。それは新しい共同体を希望する。

三・一一以後の、そしてトランプ以後、コロナ以後の社会はますます管理化されすべてが監視され、流動化しながら閉ざされようとしている。社会がモノローグ化しているのである。ダイアローグは、そのような社会を打開する、内側からの、日々の私たちの生活からの変革を夢見させてくれる。

夢？

だが、私たち精神医療や心理療法、障害者援助に携わる者が、そして、排除され無視されてきた人々が望んできたそのような夢は、実は私たちの日々交わす言葉によって作り上げていく現実であると、ダイアローグの思想は語りかけてくる。

本書は、私がこの一〇年間、ACTという自分の実践の中で行き詰まり途方にくれていた時に出会ったフィンランドのオープンダイアローグと未来語りのダイアローグ（ここからは、略語のOD、ADではなくきちんと書いておきたい）について、それを摂取し応用していく途上で書いたいくつかの文章をまとめたものである。

『オープンダイアローグ』という本（日本評論社、二〇一六）を翻訳した際には、自分は一介の翻訳者としてかかわり、現実のその広がりはこれから何かを行おうとする人たちにゆだねたいと思っていた。事実、私自身の実践の場であるACT－Kでも、オープンダイアローグと未来語りのダイアローグの研修を受け、それを自分たちの組織に応用していったのは、私ではなく、熱意のあるACT－Kのスタッフたちであった。

それでも、その熱の中に巻き込まれて、気がつけば自分の中でこれまでの実践の中にダイアローグの精神が入り込み、自分自身も少しは変わったような気がする。その変化が、やがて自分たち対人支援者自身の抱える問題へ、そしてその問題の解決そのものが他者の支援へとつながるということへの気づきとなった。支援者の側のトラウマ体験という視点が開かれたのだ。

その軌跡を本書から読み取ってもらえれば、うれしい。

その軌跡の上に、多くの出会いがあった。それはここに書き切れるものではないが、まず最初に、京都の地にダイアローグの種を落としていってくれたロバートとトム・アーンキル兄弟（Robert & Tom Arnkil）に感謝をささげる。Kiitos！

そして、文章よりも話すという実践、私たちがほぼ毎日行っているコミュニケーションの実践をこの本に盛り込むために、座談会に応じてくれた竹端寛さんと舘澤謙蔵さんのお二人、「精神療法」という本来私には縁遠い雑誌にいくつもの論考を書かせてくれて、そのたびに心優しいアドバイスをくれる精神科医の原田誠一さん、私があまりお役に立ててはいないにもかかわらずいつも有益な議論を聞かせてもらっているオープンダイアローグ・ネットワーク・ジャパンの面々、ダイアローグ実践研究所の方々に感謝。また、何よりも日々実践を共にするACT－Kのスタッフたちに。

最後に、この本の一章をあてて思いを書かせてもらった、神田橋條治さんに深謝する。私がまだ若かった時にその教えに感銘を受け、この道のりを通してまた最近になって、実際にも座談会の本（『複雑性PTSDとは何か　四人の精神科医の座談会とエッセイ』（金剛出版、二〇二二）が上梓されてその著者名に並ぶことのできためぐりあわせになりました。

本書が、これら多くの人たちとの対話が谺する、小さな共同体でありますように。

二〇二二年五月

高木　俊介

□著者略歴

高木 俊介（たかぎ しゅんすけ）

1957 年　広島県因島で生まれ，鳥取，岡山で育つ。

1983 年　京都大学医学部卒業。京都大学医学部附属病院精神科評議会で研修後，大阪の私立精神病院と京都大学医学部附属病院精神科に勤務。臨床を行いつつ，統合失調症の精神病理を研究。日本精神神経学会で精神分裂病の病名変更事業にかかわり「統合失調症」の名称を発案し，2002 年に正式決定された。

2004 年　たかぎクリニック開設。ＡＣＴ－Ｋを立ち上げ，チームによる精神障害者の在宅ケアに専心する。

著書:『ＡＣＴ―Ｋの挑戦』(批評社)『こころの医療宅配便」(文藝春秋)『精神医療の光と陰』(日本評論社),『複雑性 PTSD とは何か』(共著, 金剛出版) 監訳『精神疾患はつくられる』（塚本千秋と共同，日本評論社），訳『オープンダイアローグ』（岡田愛と共同，日本評論社）など。

竹端　寛（たけばた　ひろし）

1975 年　京都市生まれ。

大阪大学人間科学部, 同大学院修了。博士(人間科学)。専門は福祉社会学, 社会福祉学。山梨学院大学法学部教授を経て，2017 年から兵庫県立大学環境人間学部　准教授。

著書：『当たり前をひっくり返す―バザーリア・ニィリエ・フレイレが奏でた「革命」』(現代書館),『枠組み外しの旅―「個性化」が変える福祉社会』(青灯社) など。

舘澤 謙蔵（たてさわ けんぞう）

京都市左京区生まれ。

2004 年 立命館大学文学部哲学科卒業。高齢者施設の介護職員・生活相談員を経て, 2010 年から京都市内の精神科病院相談室にソーシャルワーカー (PSW) として勤務。

現在 同病院で PSW をしながら，大学院生・大学非常勤講師など。

高木さんの『こころの医療宅配便』（文藝春秋）や竹端さんの『『枠組み外しの旅―「個性化」が変える福祉社会』（青灯社）は，自分の支援実践に大きな影響を与えてきた。

［初出一覧］

オープンダイアローグは日本の精神医療の扉を開くか――ダイアローグの思想と実践――　石原孝二・斎藤環編：オープンダイアローグ　実践システムと精神医療　東京大学出版会　2022

「奇跡の果実」は実るのか　山登敬之編：対話がひらくこころの多職種連携　こころの科学 増刊　2018

今、オープンダイアローグを学ぶ意味　ヤーコ・セイックラ、トム・アーンキル／高木俊介、岡田愛訳　オープンダイアローグ　日本評論社　2016（あとがきより抜粋、改変）

多職種が連携するためにはダイアローグが必要　こころの科学 No211 2020

未来語りのダイアローグとネットワークの生成　精神科治療学 33-3　2018

オープンダイアローグを ACT に取り入れる　N：ナラティヴとケア第 8 号　オープンダイアローグの実践　2017

ダイアローグと多職種連携、そしてアサーション　精神療法 46-3　2020

トラウマの時代の対人支援とダイアローグ　原田誠一編：複雑性 PTSD の臨床　心的外傷～トラウマの診断力と対応力を高めよう　金剛出版 2021

神田橋條治『精神科診断面接のコツ』を再読する　原田誠一編：外来精神科診療シリーズ　診断の技と工夫　中山書店　2017

神田橋條治『精神療法面接のコツ』を再読する――オープンダイアローグへの道　原田誠一編：外来精神科診療シリーズ　精神療法の技と工夫　中山書店　2017

対人支援のダイアローグ

オープンダイアローグ，未来語りのダイアローグ，そして民主主義

2022 年 7 月 20 日　印刷
2022 年 7 月 31 日　発行

著　者　高木俊介
発行者　立石正信

装丁　永松大剛

印刷・製本　音羽印刷

株式会社　金剛出版
〒 112-0005　東京都文京区水道 1-5-16
電話 03（3815）6661（代）
FAX03（3818）6848

ISBN978-4-7724-1910-9　C3011

病棟に頼らない地域精神医療論

精神障害者の生きる力をサポートする

［監修］=伊藤順一郎　［編］=小林 茂 佐藤さやか

●A5判 ●並製 ●272頁 ●定価 **3,960** 円

● ISBN978-4-7724-1625-2 C3047

医療者・当事者・家族の挑戦と実践知を結集した
入院治療中心から地域生活中心へと移行する
「来たるべき地域精神医療」を
理解するための必携ガイド。

統合的短期型ソーシャルワーク

親としての加害者が家族機能に及ぼす影響

［著］=エダ・ゴールドシュタイン メアリーエレン・ヌーナン
［監訳］=福山和女 小原眞知子

●A5判 ●上製 ●296頁 ●定価 **5,060** 円

● ISBN978-4-7724-1370-1 C3036

素早いアセスメントにより困難ケースの本質を見抜き
効果的な介入を構築する
統合的短期型ソーシャルワークの理論と実践。

リカバリー

希望をもたらすエンパワーメントモデル

［著］=カタナ・ブラウン
［監訳］=坂本明子

●A5判 ●並製 ●240頁 ●定価 **3,300** 円

● ISBN978-4-7724-1255-1 C3047

ディーガン，コープランドら
「リカバリー」の先駆者の議論を集めた
精神障害者リカバリーモデルの思想と技術。

価格は10%税込です。